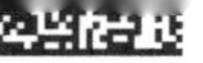

APRENDE A DORMIR MEJOR

APRENDE A DORMIR MEJOR

Dani Olivert Salgado

USHUAIA

Índice

Introducción

El Hombre ha debido preguntarse desde que tiene capacidad de hacerse preguntas acerca de sus sueños. «¿Por qué esas imágenes extrañas, situaciones ilógicas, recuerdos de sucesos que creíamos olvidados o historias que luego se convierten en realidad?», pensaría.

Para algunos estudiosos, los sueños dieron origen a las religiones: cuando el Hombre del Paleolítico soñaba y el jefe de la tribu se aparecía en sueños a los demás miembros del clan después de haber sido devorado por una fiera, estos, abrumados por su impotencia ante el control de los acontecimientos, afianzaban su creencia en un más allá. Esto podría haber dado comienzo a un lento proceso evolutivo que culminaría en las grandes religiones que todos conocemos. Pero fuese o no así, la verdad es que el sueño y los sueños, estudiables y estudiados hoy científicamente, traspasan todavía en los tiempos que vivimos las fronteras de nuestra comprensión. No sabemos por qué son útiles y necesarios los sueños, pero el hecho es que lo son. Si no, muy probablemente no soñaríamos.

Se dice con cierta frecuencia que el inconsciente que no puede hacerse consciente se manifiesta en sueños, visiones y alucinaciones. En algunas ocasiones, en los sueños damos rienda suelta a la ira que no nos atrevemos a expresar o incluso a sentir conscientemente mientras estamos despiertos. La estudiosa Gayley M. V. Delaney comenta: «Podemos ser demasiado orgullosos como para llorar en un momento de enfado. En nuestros sueños podemos derramar lágrimas más sentidas, lágrimas que nunca necesitaremos reconocer». Y también podemos dar rienda a nuestras ideas más reprimidas, a nuestros deseos más ocultos. Cuando soñamos, se abre el telón de una obra que nosotros mismos producimos, dirigimos y protagonizamos. Toda esta libertad de emociones y pensamientos permite liberarnos lo suficiente para obtener un sueño totalmente restaurador.

Hay mucha gente que todavía cree que mostrar interés por los sueños es síntoma de se una persona poco culta y supersticiosa. Por fortuna esto está cambiando, aunque si bien despacio, de manera ya imparable.

Cuando despertamos por la mañana, en lugar de pensar en la noche que hemos tenido pensamos en el día que vamos a tener, y es que no nos damos cuenta que el sueño es la fábrica del día que está por comenzar. No somos conscientes de que de igual manera que en los sueños hay cosas de la vigilia, en la vigilia hay también restos de los sueños. El escritor británico D. H. Lawrence lo razonó de la siguiente manera: «Nunca pude determinar si mis sueños son el resultado de mis pensamientos, o mis pensamientos el resultado de mis sueños». Entender esto es fundamental: los sueños son un factor que condiciona nuestro día a día.

Y además de no ser ajenos a nosotros, tampoco son irreales, ni tan si quiera un poco más que lo que vemos estando despiertos; podemos decir que vigilia y sueño son dos modos o estados distintos de percepción, ya que vigilia y sueño, o lo que vivimos durante la vigilia y lo que vivimos durante los sueños es igual de real. De forma metafórica, el sabio chino milenario Tchouang-tseu ya lo decía de la siguiente manera: «¿Qué soy en realidad? ¿Una mariposa que sueña que es un filósofo o un filósofo que sueña que es una mariposa?».

Por eso mismo, porque no conocemos con exactitud por qué y de qué manera se generan los sueños, podemos decir que los sueños son misteriosos, mágicos.

Dejando a un lado los sueños, y hablando del acto de dormir, que es de lo que trata el presente libro, aún hay quien piensa que hacerlo es perder el tiempo. Bien, pues debe de cambiar rápidamente de opinión ya que dormir, y sobre todo hacerlo bien (que no es lo mismo que dormir mucho) no solo no es perder tiempo, sino que es invertir en salud y bienestar. Es un tiempo que debemos de aprovechar, pero no para aprender idiomas mientras dormimos, sino siendo conscientes de que la jornada que se acaba de vivir determina la noche que se va a pasar, y la noche que pasaremos determinará asimismo la próxima jornada. Y así durante toda nuestra vida. Además, podemos conocer mejor nuestros sueños y trabajarlos, por lo que nos puede ayudar en muchos aspectos. Luka Domich, neurofisiólogo de la Universidad de Alicante, cuenta: «Para olvidar o almacenar, el cerebro debe primero comparar y asociar la información, y estas tareas las realiza durante los sueños». Pero para conocer y trabajar nuestros sueños es imprescindible primero saber dormir bien. Sí, he dicho saber dormir bien. Aunque suene a broma, lo cierto es que por regla general no sabemos dormir correctamente. Esto en realidad no es extraño, ya que no existe una educación del sueño.

Es algo que debería de enseñarse en la educación escolar, como las matemáticas, la geografía o la educación física. Dormir mal puede acarrear irritabilidad, pérdida de memoria y de concentración, fatiga... Además, con una buena educación del sueño se evitarían por ejemplo muchos de los accidentes de tráfico provocados por la somnolencia del conductor.

Calderón de la Barca decía que la vida es sueño. Es muy bello, sin embargo, la vida no es sueño sino vigilia, al menos para el Hombre actual. Poco a poco el Hombre ha ido restando la cantidad de horas dedicadas al sueño, por lo que podemos decir que la vigilia es una conquista de la raza humana. ¿Quiere decir eso que el Hombre de hoy duerme peor que el de antaño? En absoluto; duerme menos, pero no peor. Esto es uno de los elementos claves que veremos en el libro: dormir más no significa dormir peor, y viceversa.

No me cansaré de repetirlo: el sueño es calidad de sueño, no cantidad. Se pueden dormir diez horas y no tener un buen sueño reparador, y se pueden dormir cinco horas y sí tener un buen sueño reparador. Dormir bien le ayudará a combatir el cansancio excesivo durante el día, a memorizar mejor, a reducir o eliminar el estrés... en definitiva, a sentirse mejor, que es la antesala obligatoria de la felicidad. Ha de saber que dormir mal es un efecto; hay que buscar la causa.

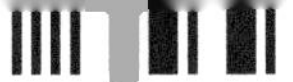

PRIMERA PARTE

Qué es eso de dormir

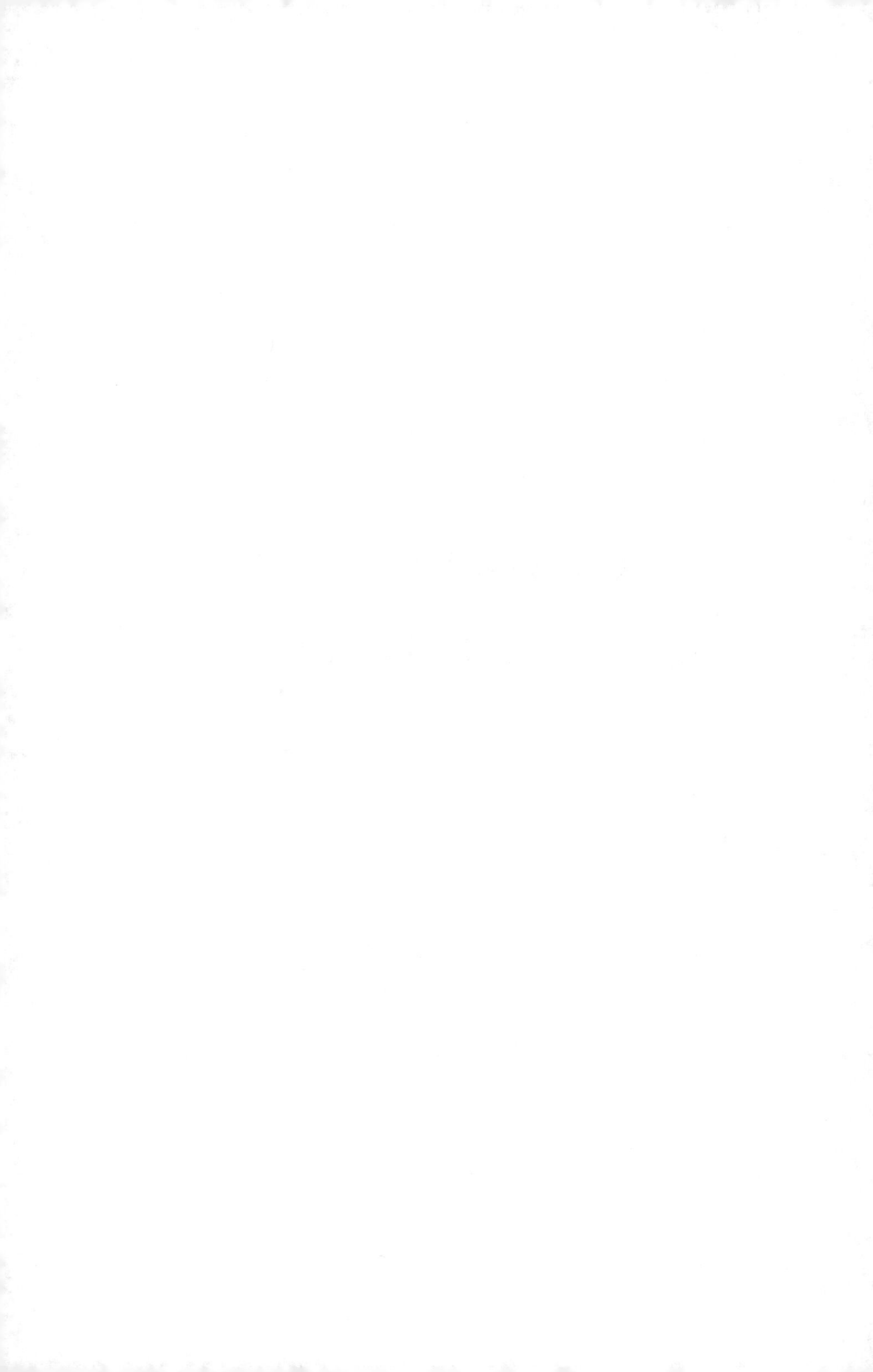

¿Dormir? Sí, gracias

Dormir es un acto fisiológico, por lo que no lo pueden hacer los seres que carezcan de sistema nervioso central. El sueño es mucho más que la falta de vigilia. En ocasiones, estamos tumbados o sentados cómodamente pensando en algo y nos quedamos dormidos, a veces incluso soñando en eso mismo que estábamos pensando. ¿Cómo establecer entonces la línea divisoria entre pensar y dormir? José Ramón Valdizán, jefe de la Unidad del Sueño del Departamento de Neurofisiología del Hospital Miguel Servet de Zaragoza, responde: «El pensar es una actividad de la vigilia; es un acto muy elevado del cerebro humano y por lo cual solo se puede dar despierto. El soñar es una actividad intelectual que se desarrolla en el cerebro durmiente, y que no está controlada por la corteza».

Experimentalmente, se sabe el momento preciso en el que dejamos de estar despiertos y pasamos a ser durmientes. Es una cuestión de «ya». Pero en verdad no se explican aún esos momentos en los que soñamos estando despiertos, aunque si bien cercanos al sueño; o sea, cuando nuestro cerebro comienza a crear imágenes, incluso una historia, sin que nosotros participemos en su creación conscientemente, y sin embargo, no estamos durmiendo, sino en estado de vigilia. En inglés, a esta situación la han denominado *daydreaming*, o sea, soñar de día.

Charles Tart, profesor de la Universidad de California, acuñó el término «Estados Alterados de Conciencia» (EAC) para designar a todo el amplio abanico de situaciones mentales que un individuo experimenta cuando no se halla en estado consciente normal. Bajo esta denominación, el sueño es, pues, un Estado Alterado de Conciencia.

Como digo, soñar es un acto fisiológico y se desarrolla únicamente cuando dormimos. Es entonces cuando creamos los sueños. En castellano suele haber confusión lingüística entre el hecho de dormir y soñar; lo técnicamente correcto sería llamar sueño al hecho de dormir y ensueño a lo que conocemos como los sueños. En inglés está mejor diferenciado: sleep para el acto fisiológico de dormir y dream para soñar (los ensueños).

A lo largo de la noche, independientemente de la fase del sueño en que nos encontremos y de las que luego hablaremos, se producen unos despertares que no serán recordados al levantarnos por la mañana. En los niños y adultos no sobrepasan los treinta segundos pero en los ancianos pueden durar hasta cinco minutos. Pueden darse entre seis y ocho de estos eventos cada noche y son los momentos en los que, por ejemplo, nos tapamos más si tenemos frío, algo habitual pues durante el sueño se reduce el consumo de oxígeno del cerebro, por lo que la temperatura corporal baja.

La necesidad del sueño

Todo esto está muy bien, pero la ciencia aún no sabe exactamente qué es el sueño, los ensueños, y el por qué de todo ello. Aún creemos que dormir es únicamente el hecho fisiológico del descanso para el cerebro y para el cuerpo. Sin embargo el cerebro no está inactivo mientras dormimos, sino todo lo contrario. Y para compensar el desgaste meramente físico hacen falta bastantes menos horas que las que dormimos a diario.

Sabemos que dormir y ensoñar es necesario, pero no sabemos por qué lo es. No basta con quedarse inmóvil en la cama, descansando nuestro cuerpo y relajando nuestra mente. Hay que dormir. Pero decir que dormimos para descansar física y psicológicamente es como decir que comemos para no pasar hambre, cuando en realidad comemos para proporcionarnos nutrientes.

«Dormimos para estar despiertos», dice el doctor Eduard Estivill, responsable de la Unidad de Alteraciones del Sueño del Instituto Dexeus de Barcelona y coordinador de las unidades del sueño del Hospital General de Catalunya y de INCOSOL. En cambio, alguien dijo una vez que dormimos para ensoñar. Sin embargo, no todos los animales que duermen ensueñan, o al menos no se ha podido demostrar hasta la fecha que lo hagan. Ensoñar pudiera ser una consecuencia de dormir, pero no su causa. Eso, si nos olvidamos del hecho de ensoñar despierto o daydreaming que antes he comentado. Pero si queremos ser mínimamente objetivos, no debemos obviar aspectos que hagan tambalear una teoría. Si lo hacemos puede que aumentemos nuestro ego personal, pero estancaremos el avance científico.

En general se acepta la idea de que el cerebro, debido a su actividad de la vigilia, necesita restaurar sus funciones mediante el sueño. Esto no quiere decir que todas las horas que dormimos obedezcan a esa necesidad biológica, ya que solemos dormir por regla general más de lo necesario. Para que el cerebro se regenere suelen ser necesarias, dependiendo de los individuos, unas cinco horas como mucho. El resto de horas que dormimos son de propina. Esto tampoco quiere decir que a todo el mundo le valdría dormir tan solo cinco horas, pero la verdad es que a la mayoría sí. El resto viene dado por factores culturales, costumbres familiares, hábitos personales, situación laboral, pereza y aburrimiento, etc. Por ejemplo, se calcula que el tiempo que el Hombre de las cavernas dormía era de dieciséis horas. El reciente descubrimiento de la electricidad, que dio paso a la luz eléctrica, disminuyó la cantidad de tiempo que se duerme, alargando la vigilia.

Muchos de ustedes se preguntarán: «¿Y cuánto tengo que dormir para tener un rueño reparador?». Bien, la pregunta que tiene tantas respuestas como personas. Ya he dicho que hay personas a las que les basta con cinco horas y sin embargo otras necesitan no menos de ocho, o incluso más. Empero, podemos establecer los límites entre más de cuatro y menos de nueve. Dormir por encima o por debajo

de estos límites, además de innecesario puede ser perjudicial. Hablamos de personas que no sean ancianas ni niños. Más adelante tocaré estos aspectos.

Puede establecerse que si a lo largo del día la persona se mantiene despierta sin dificultad y sin necesidad de estimulantes (café, colas, etc.) y con buena agilidad mental, sin síntomas de cansancio (excepto el normal al ir acabando la jornada), entonces las horas que se han dormido son suficientes, además de las adecuadas. Si duerme por debajo o por encima de ese número de horas, no se encontrará a pleno rendimiento durante toda la jornada. También influyen los factores culturales y el ahorro energético. En las épocas de necesidad o escasez, las familias mandaban a los hijos a la cama antes de lo normal y los levantaban más tarde. Esto era debido al ahorro energético. Hoy todavía arrastramos esa antigua costumbre, ya que como hemos dicho solemos dormir más tiempo del que necesitamos realmente.

De todas formas, si usted considera que duerme mucho tiempo y quiere rebajarlo, no lo intente de golpe. Por ejemplo, si está acostumbrado a dormir nueve horas al día y quiere rebajarlas a siete sin que ello suponga una disminución de energía durante la vigilia, duerma ocho horas y media durante varias semanas. Si va notando que se levanta bien y no se encuentra cansado a lo largo de la jornada (es decir, si su organismo lo ha tolerado bien), quítese otra media hora de sueño durante varias semanas más, y así sucesivamente. No obstante, aunque hay mucho de costumbre en la cantidad de horas a dormir, es también muy importante, si no más, el ritmo biológico de cada uno, por lo que si no tolera bien la reducción del tiempo destinado a dormir, siga conservando el mismo que tiene ahora.

Dormir menos de lo que nuestro cuerpo necesita durante un período de tiempo puede conllevar pérdidas de memoria y debilidad entre otras cosas. Diversos estudios han demostrado que con la falta de sueño la concentración de cortisol (la hormona producida como respuesta al estrés) aumenta considerablemente, la capacidad de producir insulina disminuye y la tolerancia a la glucosa se hace similar a la de una persona de 65 años. Y el caso contrario, dormir más de lo necesario, hace que la persona sea menos enérgica, más perezosa. Aunque parezca lo contrario, cuanto más se duerme más sueño se tiene.

Por otra parte, hay personas que aseguran no dormir nunca. Esto no se ha comprobado experimentalmente. Es normal que estas personas tengan a lo largo del día sin que se percaten de ello lo que se ha dado a llamar microsueños, lo que vulgarmente se llama sueño del camionero. Pueden llegar a durar hasta unos segundos y su peligro al volante resulta evidente. Incluso pueden llegar a dormir plácidamente por la noche pero estar totalmente convencidos de que no han pegado ojo. Esto lo demuestran varios estudios, como el realizado en el centro médico Downstate de Nueva York con personas insomnes.

Las fases del sueño

Todo el mundo ha oído hablar de que el sueño se compone de ciclos, las llamadas fases del sueño. Sin embargo, a mucha gente le resultaría difícil decir algo más sobre ello. Hagamos entonces un breve, resumen de ello.

En efecto, una jornada normal de sueño consta de varios ciclos, cada uno de los cuales dura entre 80 y 120 minutos, si bien esta duración depende de varios factores, incluida la edad, ya que en los niños los ciclos son más cortos. En primer lugar, nos vamos adormilando, entramos en ese estado de duerme vela que todos conocemos bien (donde se dan en nuestro cerebro ondas Alfa, mezcladas frecuentemente con ondas Theta de baja amplitud), llamado estado de somnolencia. Aquí se pueden dar las llamadas visiones hipnagógicas, que son ilusiones visuales y/o auditivas que, pese a no ser reales, tienen con frecuencia un gran realismo. Por otro lado están las visiones hipnopómpicas, producidas en el despertar. También es en la fase de adormecimiento cuando puede producirse la mioclonía del adormecimiento, algo que aunque suene raro, todos habremos experimentado. Estando en este estado de somnolencia, se puede tener la sensación de caerse o recibir un golpe, por ejemplo, y de manera inconsciente hacemos un movimiento brusco con los brazos o las piernas.

Pero sigamos. Una vez que nos dormimos, lo primero que tiene lugar es el sueño ligero, superficial (con ondas Theta y Delta), que es poco reparador, y luego sobreviene el sueño lento o sueño profundo (con ondas Delta). A todo este estado se le conoce como SOL. Posteriormente viene el sueño paradójico o REM (con ondas Theta y Beta) que incluye parálisis muscular para impedir que se representen los ensueños. Luego sobrevienen ondas lentas, para dar paso otra vez al estado SOL y comenzar un nuevo ciclo. Así hasta cuatro o cinco veces cada noche. Por supuesto, la duración de cada uno de los ciclos es orientativa y por lo tanto no es la misma en todas las personas ni todas las noches. Además, como norma general, podemos decir que durante el comienzo de la noche es más largo el sueño profundo, pero a medida que avanza la noche, el sueño REM se alarga. Pero tampoco son extremadamente estrictas estas normas. Por ejemplo, puede haber sueño REM nada más quedarnos dormidos.

Resumiendo, la organización del sueño fisiológico se compone de sueño superficial, sueño profundo y REM (Rapid Eyes Movement), también llamado en España MOR (de Movimiento Ocular Rápido). Algunos estudiosos, siguiendo estrictamente la clasificación que hicieron en 1968 A. Rechtschaffen y A. Kales, lo resumen en sueño REM y sueño no-REM o NREM.

Klaue describe mediante la aplicación del EEG (electroencefalograma) el sueño del gato, en el que se nombra el «sueño ligero», con bruscos movimientos oculares. Su trabajo, desarrollado en 1937, no obtiene resonancia científica. También por esa época A. Loomis, junto con Harvey y Hobart, usan el EEG sobre el hombre para observar que el cerebro no solo no está inactivo durante la noche, sino que además la actividad cerebral varía considerablemente a lo largo de ella.

El sueño REM (también llamado sueño activo) fue descubierto en 1952 por el fisiólogo norteamericano Nathaniel Kleitman, junto con su alumno Eugene Aserinsky y William C. Dement (quien al parecer le dio el nombre) gracias al electrooculoagrama, que detecta los movimientos de los ojos aún estando cerrados. El sueño REM comprende el 50% del sueño nocturno en los recién nacidos, pero solamente el 25% o menos en la edad adulta.

Si bien desconocemos con exactitud la función del sueño (y también de los ensueños), dentro de este, el sueño REM es el más desconocido. Algunas teorías que son plausibles para el sueño NREM, resultan inservibles para el REM. En este estado no solo se mueven los ojos, que es lo más conocido y lo que le da el nombre, sino que también aumenta la presión sanguínea y la respiración se acelera. Debido al cese de la liberación de algunos neurotransmisores, los brazos, piernas y tronco se paralizan, impidiendo así lesionarse o lesionar a otros durmientes.

Durante la fase REM, el cerebro presenta «paradójicamente» una actividad muy similar a la de la vigilia incluso en su intensidad, tanto, que algunos investigadores lo definen heterodoxamente como otro estado completamente distinto al del dormir. Por ello, los investigadores Michel Jouvet y François Michel introducen el concepto «sueño paradójico». El sueño NREM, en cambio, presenta una actividad cerebral muchísimo menor.

Un gran cansancio físico propiciará más sueño lento, y una fatiga nerviosa aumentará el sueño paradójico. A lo largo de la noche va disminuyendo el tiempo dedicado al sueño profundo y aumenta paulatinamente el de períodos REM. O sea, que antes de despertar lo que más tenemos por lo general es sueño REM, cuyos ensueños además de ser los más claros, son los que más se recuerdan.

Por supuesto, todo esto es un patrón muy flexible y se altera si la persona ha dormido la noche anterior o las anteriores menos de lo habitual. Entonces, nuestro cerebro hace que aumente el porcentaje de sueño lento o profundo y el REM; pero le basta con hacerlo una sola noche. Por eso decimos que el sueño no se recupera. Aunque en realidad sí lo hace, pero en calidad, no en cantidad. Por ejemplo, si estamos tres días enteros sin pegar ojo, cuando durmamos quizás lo hagamos esa noche durante un poco más de tiempo que lo habitual y nada más. Es como si nos pasamos un día entero sin comer absolutamente nada; al día siguiente no comeremos el doble, sino quizás un poco más de lo habitual.

Durante la fase REM (y también justo antes) se registran ciertas ondas conocidas como PGO. Se trata de señales que nacen en la base del cerebro y que cruzan toda la cabeza hasta llegar a la corteza visual pasando por el tálamo. Entonces la corteza se ve bombardeada por estímulos caóticos que le llegan desde dentro, y trata de buscarles la mejor explicación posible. Para muchos, no la tiene. Pero ¿qué desencadena las ondas PGO? Una de las teorías más aceptadas se resume como una especie de diálogo entre las neuronas del sistema aminégico; cuando estamos despiertos, ciertas neuronas del tronco encefálico suministran serotonina (un neurotransmisor cerebral que entre otras funciones disminuye el apetito), y cuando este sistema se

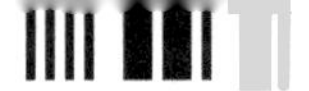

apaga mientras estamos durmiendo comienzan a trabajar otras neuronas que se encargan de producir acetilcolina; entonces comienza el sueño REM. Diremos que el bajo nivel del neurotransmisor acetilcolina durante el sueño mejora la memoria. Pero las ondas PGO no solo se desencadenan durante el sueño; a veces también se producen durante la vigilia.

SEGUNDA PARTE

Trastornos del sueño

Trastornos

Hasta hace tres o cuatro décadas no se consideraban las alteraciones del sueño como una enfermedad. Hoy, por fortuna, la cosa ha cambiado, y el tema se ha consolidado como un nuevo campo de la medicina. Por ejemplo, el hecho de roncar en exceso, provocando cambios bruscos de respiración y posición, puede tener, no me cansaré de repetirlo, nefastas consecuencias para la persona. Entre otras cosas, es muy posible que comience el día con dolores de cabeza, mal humor o falta de memoria, tendrá cansancio general durante el día (incluyendo cuando esté frente al volante) y correrá más riesgo de sufrir enfermedades cardiovasculares.

Ahora bien, el sueño es en cierta manera como la agricultura: hay temporadas buenas y temporadas malas. Si usted suele tener un buen sueño reparador y durante una o varias noches no duerme bien, no debe tratarse necesariamente de un trastorno del sueño. Analice a fondo toda la jornada o jornadas anteriores y seguramente no le será difícil dar con la causa y por lo tanto solucionar el problema puntual corrigiendo esa causa. En este caso, más que con un trastorno del sueño, nos encontraríamos con un problema del sueño, siempre y cuando fuera durante una temporada corta.

Los problemas del sueño pueden tener múltiples causas, siendo algunas de las más frecuentes el uso de ciertos medicamentos o sustancias como el alcohol o la cafeína, una ruptura sentimental, llegada de exámenes, muerte de un ser querido, el cambio de horario y el cambio de cama. O sea, que algunos trastornos del sueño, más que una enfermedad en sí, son en realidad un síntoma que nuestro cuerpo crea para avisarnos de un problema. Cuando solucionamos el problema, el síntoma desaparece, porque este ya no es necesario.

Se calcula que aproximadamente la mitad de los casos de trastornos del sueño tienen una causa psicológica, y la otra mitad son de origen fisionómico, patológico, y será un especialista de los trastornos del sueño quien que deba indicar cómo tratarlo. Los fármacos pueden ocasionar a veces trastornos del sueño, en especial los narcóticos, sedantes/hipnóticos, esteroides, cafeína/nicotina, algunos antidepresivos, vitaminas, suplementos dietéticos o pastillas para adelgazar. También el hecho de trabajar por turnos puede acarrear a la larga diversos problemas, como fatiga crónica o desarreglos en el organismo, tanto física como psíquicamente. Recordemos que los cambios de turno laborales alteran los ciclos circadianos naturales de los seres humanos.

Para los trastornos que tienen un origen psicológico es recomendable un tratamiento psicoterapéutico para identificar y solucionar los problemas que los causan. Muchas personas lo consiguen con la única ayuda de sí mismos, mejorando su higiene del sueño y estudiando sus ensueños. Pero de todo eso hablaré más adelante.

Algunos estudios aseguran que la mitad de los españoles ha tenido problemas para dormir en algún período de su vida, y que el 30% padece estos problemas de manera crónica. Y si decimos que los trastornos del sueño provocan un buen porcentaje de accidentes de tráfico y laborales, vemos que el tener alguno de los trastornos del sueño no solo nos afecta a nosotros, sino que puede perturbar a otras personas incluso fatalmente. En cuanto al sexo, algunos de estos estudios estadísticos aseguran que partir de los cuarenta años las mujeres tienen más trastornos del sueño (60%) que los hombres (40%).

Si tiene algún trastorno del sueño, puede practicar el llamado «deporte nacional», la siesta, pero ojo, procure no dormirla más de media hora y siempre y cuando no padezca insomnio. Con la siesta usted podría alcanzar sueño lento o profundo, sobre todo si es larga, y digamos que en parte lo habrá «gastado» para la noche. Entonces, será más fácil que por la noche duerma menos o que se levante por la mañana más cansado/a. Además, si alcanza sueño profundo en la siesta, al despertar posiblemente se sienta aturdido y con «mala gana».

Le recomiendo que no se obsesione con las «pastillas para dormir». Evite, si le queda alternativa (y casi siempre las hay) el uso de medicamentos para dormir, y en caso de usarlos, siempre bajo prescripción médica. Si ya los toma, procure dejarlos (también bajo indicaciones de un médico), pero nunca de golpe, sino que vaya disminuyendo poco a poco su ingesta. Recuerde que cada vez hace falta una dosis mayor para que el hipnótico haga efecto y al final el organismo acaba asimilando el medicamento, convirtiéndolo en inútil. Además de la tolerancia, puede crear dependencia, incluso desde la primera semana de su toma. Y si el origen de la patología no es orgánico, estaremos tomando medicamentos (con sus efectos secundarios incluidos) de manera innecesaria. Si aun así le apetece tomar algo para ayudarle a conciliar el sueño, pruebe con algunas plantas medicinales, como la manzanilla, la tila o el té de lechuga, todas con propiedades relajantes. O también el hinojo, la mejorana, el espino en flor, el cáñamo indio, el romero, la semilla de amapola y el gordolobo. La valeriana es especialmente relajante, y a la vez pasa por ser la más recomendada para el insomnio. Asimismo, la hierba de San Juan o Hipérico es recomendada a menudo para conseguir un sueño más reparador. En una herboristería le informarán detalladamente sobre la cuestión. Pero no tome nada de esto si se encuentra en la cama y no puede dormirse; ha de hacerlo un rato antes, e incluso tomar alguna infusión a lo largo de la tarde, con el fin de obtener un estado más relajante y mantenerlo hasta la noche.

Antes de pensar en patologías específicas deben descartarse factores externos que influyan en el problema del sueño tales como ansiedad, depresión o cambios situacionales. A veces bastará con corregir algunos hábitos, teniendo en cuenta los consejos que daremos en el siguiente capítulo destinados a tener una buena calidad del sueño. Pero antes veamos algunos trastornos del sueño.

Las parasomnias

Las parasomnias son fenómenos perturbadores del sueño. Por un lado están los que constituyen los fenómenos propios del sueño y que por lo tanto solo se producen durante el mismo, y por otro lado, una serie de trastornos que, ocurriendo también durante la vigilia, se agravan durante el sueño, pudiéndolo alterar. Estas perturbaciones pueden o no despertar al durmiente, pero siempre deterioran la calidad del sueño.

Las más de las veces las parasomnias ocurren en la temprana infancia (entre los 3 y 6 años) y son leves; no requiriendo una preocupación especial por parte de los padres, a la vez que no existen medicamentos específicos para su tratamiento. En adultos son menos frecuentes, siendo en ellos el sonambulismo y las pesadillas las parasomnias más habituales.

Las disomnias

Se llaman disomnias a las alteraciones producidas, por ejemplo, por el trabajo a turnos. También lo son las producidas por el jet lag (desajustes horarios entre países a causa de viajar), retrasando el sueño o teniendo que ir a dormir antes de tenerlo (dependiendo del destino del viaje). Por ejemplo, en el caso de los vuelos transoceánicos en dirección Oeste, la exposición a la luz es muy prolongada, lo que inhibe la secreción de melatonina, hormona reguladora de los ritmos biológicos como el de sueño-vigilia. El efecto del jet lag tarda más en arreglarse en las personas de la tercera edad. Para atenuar el problema puede usarse algún hipnótico (bajo prescripción médica) durante 2 o 3 días.

En ambos casos (trabajo a turnos y jet lag) se producen alteraciones en el ciclo vigilia-sueño.

El insomnio

El insomnio es una queja del organismo debido a un sueño insuficiente o inadecuado. Más que una enfermedad, es pues un síntoma, como la fiebre, que puede estar producido por alguno de los trastornos del sueño que vamos a enumerar más adelante.

Podríamos decir que el insomnio es el problema de no poder quedarse dormido ni mantener el sueño seguido por las noches. Hay tres tipos de insomnio: el producido al comienzo de la noche (cuesta mucho poder dormirse), el producido al final de la noche (se despierta antes y no hay manera de volver a dormirse) y el insomnio a lo largo de la noche (sueños interrumpidos). Luego hay un insomnio aparente, que es cuando tenemos la sensación de que no hemos dormido nada en toda la noche, cuando no es así. A esto se le llama síndrome de la alteración de la percepción del sueño.

Pero hay un quinto tipo de insomnio: el insomnio psicofisiológico, es decir, cuando la persona dice cosas como: «Vaya nochecita que se me avecina hoy». A estas personas podríamos llamarlas hipocondríacas del sueño. Algunas lo son casi siempre, y otras solo son insomnes imaginarias cuando una noche no han podido dormir bien por cualquier motivo, y piensan que de nuevo va a ocurrir lo mismo. Lo malo es que si están convencidas de que esa noche van a dormir mal, ¡lo más probable es que lo consigan! Este tipo de insomnes pueden empezar a tomar somníferos que en un principio pueden ayudarles, pero que les podrán crear dependencia. Además, como ya hemos dicho, las pastillas para dormir son asumidas pronto por el organismo y pierden su efectividad, debiendo de cambiar frecuentemente de sustancias hipnóticas.

Así mismo, un insomnio puede provocarlo algo cotidiano (trabajo, estrés, relación sentimental, etc.) o algo puntual (muerte de un allegado, ruptura de pareja, problema laboral, etc.), o bien puede venir de un problema físico temporal o psiquiátrico, en cuyo caso deberá corregirse incluso antes. También un insomnio pudiera venir excepcionalmente debido a efectos secundarios de algún medicamento, como los antidepresivos, corticoides, teofilinas, preparados tiroideos o citostáticos. Las condiciones ambientales como exceso de ruido, de luz o frío, pueden ser también otros agentes que provoquen insomnio. La depresión es otro gran provocador de insomnio. Por todo ello el insomnio puede ser transitorio o crónico, considerándose crónico cuando persiste durante más de tres semanas.

El trabajo estresante psicológico conlleva más problemas de insomnio que el trabajo estresante físico. Pero también hay que decir que la mayoría de los casos de insomnio tiene un origen psicológico.

Si usted duerme normalmente de un tirón, sin despertarse ni una sola vez en toda la noche, pero ocasionalmente lo hace por incidentes externos (un ruido fuerte, etc.) no tiene nada de qué preocuparse. Si es por ganas de orinar, un dolor por algún golpe, etc., tampoco se preocupe, ya que eso no es insomnio. Pero si el tiempo en el que usted se despierta varias veces durante la noche sin motivo aparente se prolonga durante varios días, o tiene alguno de los tres tipos de insomnio arriba descritos, debe consultar a un especialista. En muchos hospitales ya hay buenas unidades del sueño.

Las estadísticas varían, pero en algunas se refleja que hasta un 35% de la población padece insomnio. En general, las mujeres son más propensas a padecerlo. Hombres y mujeres, con el paso de los años (y no tanto por la edad sino por enfermedades que aparecen con la misma) son propensos al insomnio. Así pues, el insomnio no debe de ser considerado un componente normal del envejecimiento. Algunas de esas encuestas aseguran que hasta un 15% de la población padece insomnio crónico. Si este es su caso, debe de acudir sin falta a su médico. Y si padece insomnio pero este es transitorio, sepa que este puede conducir al insomnio crónico.

La mayoría de los insomnios no precisan hipnóticos. Los consejos del siguiente capítulo le serán muy útiles. En cualquier caso, el tratamiento farmacológico debe de considerarse solo como soporte y siempre bajo prescripción médica.

Un error en el que caen numerosas personas que no duermen todas las horas que están en la cama, es el de estar precisamente más tiempo en la cama. Yo les aconsejo que hagan lo siguiente: si están en la cama ocho horas pero solo pueden dormir cuatro, procure mantener la hora de levantarse fija. Es decir, si se levanta a las ocho de la mañana, tiene que echarse a las cuatro de la madrugada, para dormir todas las horas que se esté en la cama (cuatro en este hipotético caso). Progresivamente irá adelantando la hora de echarse, sin variar la de levantarse, que ha de ser la misma aunque se tenga más sueño o aunque no tenga necesidad de levantarse a esa hora.

En el extremo opuesto se halla la somnolencia. Como el mismo nombre indica, hablamos de cuando durante el día se experimenta una tendencia excesiva a quedarse dormido. La somnolencia, más que ser un trastorno en sí, es un síntoma o consecuencia de un trastorno, y suele tener un origen orgánico.

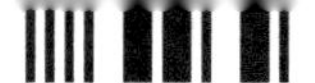

Vamos ahora a conocer algunos trastornos del sueño. Hay docenas de ellos, pero mostraremos los más conocidos y comunes.

Ronquidos

Popularmente, el roncar ha sido síntoma de estar durmiendo bien, a gusto. Hoy sabemos que no es así. Es más, el ronquido afecta negativamente a la calidad del sueño.

Se calcula que el 95% de la población ronca alguna vez en su vida, y el 19% lo hace cada noche. Pero si concretamos en edades, se calcula que entre los 40 y 65 años la mitad de la población ronca habitualmente. Y entre los niños, casi un 10%. Roncan más los hombres que las mujeres hasta que estas tienen la menopausia, donde las cifras tienden a igualarse.

Solo roncamos cuando dormimos. Y lo hacemos debido a la vibración del vello del paladar y los tejidos blandos de la orofaringe (la parte posterior de la garganta), vibración que se produce por el aumento de la velocidad de entrada del aire inspirado. Esto se produce porque al dormir, todos nuestros músculos se relajan. Y por lo tanto, también lo hacen los músculos de las vías respiratorias y los conductos desde la nariz a los pulmones. Entonces los conductos se estrechan, a veces tanto que el aire, al pasar, debe de incrementar su velocidad para obtener el mismo caudal de aire hacia los pulmones. Se produce entonces una vibración con las cuerdas vocales y las partes blandas del cuello. Ya tenemos el ronquido.

Diremos pues que además de las causas apuntadas antes, también pueden provocar el ronquido cosas como pólipos en la nariz, el tabique desviado, la rinitis o la mucosidad.

Y también puede causar ronquidos el tener un paladar demasiado alto, las amígdalas engrosadas, cierta constitución de la mandíbula inferior, etc. Por lo tanto, lo primero que hay que hacer si se ronca (o si es la pareja la que ronca) es acudir (el roncador, claro) al otorrinolaringólogo, para que en primer lugar pueda indicar si existe causa física.

El ronquido no solo afecta al durmiente, sino también a su acompañante. Según algunos estudios, la compañera de cama del roncador pierde entre una y cinco horas de sueño a la semana. Y decimos compañera, porque estudios realizados por científicos de la universidad inglesa de Surrey indican que ellas no suelen despertar a su pareja cuando roncan, pero ellos (nosotros) sí a la suya con bastante frecuencia.

Hay sobre todo tres factores importantes que tienen que ver con el ronquido: el exceso de peso, el abuso de alcohol y el tabaco.

Para minimizar el ronquido, evite dormir boca arriba, ya que la lengua se desplazará hacia atrás, obstaculizando la entrada de aire. También puede levantar levemente el colchón por la cabecera. Por el contrario, despertar al roncador, decirle que se calle, etc. no solo no acaba con el problema sino que le hace perturbar su sueño.

Si el problema del ronquido es muy fuerte, puede provocar apneas, con lo que el problema es mayor. Esto puede verse si el ronquido es intermitente, con subidas y bajadas de volumen, y en un momento dado se corta, dándose un período de silencio que suele acabar con un gran suspiro. En cambio, los ronquidos suaves y constantes en el volumen no suelen ocasionar ningún problema ni al roncador ni a su pareja. El exceso de peso es la causa principal de este ronquido benigno. También algunos fármacos, como los ansiolíticos o antidepresivos y los usados para controlar la tensión arterial, pueden provocar ronquidos. Pero el ronquido benigno puede, si se alarga en el tiempo, provocar apneas obstructivas del sueño.

La solución definitiva es pasar por el quirófano: ensanchar la faringe y/o reducir la campanilla. Es una operación rápida y sencilla, efectuada con láser y anestesia local.

Apneas
Disomnia. Durante el sueño NREM la respiración suele ser profunda y regular, y durante el REM más superficial e irregular. Hablamos de apneas cuando ocurre un cese de la respiración, y hablamos de apneas nocturnas cuando se producen durante cualquier momento del sueño. Durante el suceso, el oxígeno disminuye en la sangre, oxígeno que la sangre ya no recupera.

El porcentaje de afectados es mayor conforme avanza la edad estudiada, y se dan con mayor frecuencia en el sexo masculino y en personas obesas. Algunos estudios estadísticos hablan de un 5% de la población. En casos extremos pueden producirse apneas hasta 500 veces en una noche y provocar varias docenas de despertares, que no serán recordados por el durmiente pero que impiden tener un sueño realmente reparador.

La apnea se caracteriza por fuertes ronquidos, silbidos, despertares ocasionales con sensación de ahogo, etc. Las interrupciones de la respiración durante el sueño que conlleva la apnea duran desde unos pocos segundos hasta en ocasiones cuatro minutos. Si ocurre durante menos de diez segundos no se le considera como apnea, aunque algunos expertos dicen que si se dan al menos 30 apneas de menos de 10 segundos, se habrán sobrepasado los límites fisiológicos normales.

Los que padecen apneas suelen despertarse cansados, ya que no llegan con asiduidad al sueño profundo. Suelen despertarse con la boca seca. Cuando se dan estos síntomas, debe de acudirse sin falta al otorrinolaringólogo para que revise las vías respiratorias, que es el primer paso.

Estas anormalidades respiratorias pueden traducirse en una severa y excesiva somnolencia diurna, y asimismo desencadenar posteriormente hipertensión arterial, enfermedades y ataques cardíacos e incluso infartos cerebrales.

Si usted cree que padece apnea, pida que le hagan una polisomnografía, técnica que explicamos al final de este mismo capítulo.

Puede operarse con buenos resultados la mayoría de las veces. Si no se quiere pasar por el quirófano hay otras opciones, como el uso de una mascarilla especial para insuflar aire mientras duerme, llamada CPAC (Continuous Possitive Airway Preassure o presión de aire comprimido), o el uso de prótesis que adelantan la mandíbula mientras dormimos. Todo ello se lo habrá que indicar su médico. Ante todo, si tiene sobrepeso, debería de perder algunos kilos. Evite el alcohol y los depresores del sistema nervioso como los sedantes, ansiolíticos o hipnóticos.

En general, la causa de apnea en los niños (entonces considerada como parasomnia) es también el sobrepeso, así como el incremento del tamaño de las amígdalas y los adenoides. Estos pacientes infantiles roncan, se mueven mucho mientras duermen, muestran dificultades para respirar y tienen un sueño muy inquieto. Los ronquidos excesivos y continuados en los niños no son normales. Si su hijo ronca todas las noches debe llevarlo, cuanto antes mejor, al médico.

Algunas compañías aseguradoras no aseguran a personas con apnea del sueño, por el índice de mortandad tanto durante la noche (en la cama) como, por ejemplo, dormirse al volante, ya que los que sufren de apnea del sueño son proclives a dormirse durante el día. De hecho, y según un estudio de la dirección General de Tráfico y los hospitales General Yagüe de Burgos y Marqués de Valdecilla de Santander, la apnea es un factor que multiplica por 7 el riesgo de tener un accidente.

Sonambulismo

El sonambulismo es una parasomnia. Se da durante el sueño profundo (NREM), y se calcula que una de cada diez personas ha experimentado alguna vez en su vida al menos un episodio de sonambulismo. En niños de entre dos y 10 años, se calcula que el porcentaje sube al 30%. Para minimizar este trastorno de cierto riesgo, no hay que suprimir la siesta a estas edades tempranas, algo se suele hacerse con cierta frecuencia. En estas ocasiones el fenómeno va disminuyendo a partir de la adolescencia hasta desaparecer por completo en la mayoría de los casos.

Durante el episodio de sonambulismo se activa el sistema locomotor, pero no la conciencia. La persona puede entonces no solo levantarse y andar (lo que no ocurre siempre), sino también hablar (hablar dormido, o sea, somniloquia). Sin embargo, un sonámbulo no haría algo que tampoco haría en estado normal, por ejemplo, tirarse a voluntad por las escaleras; sin embargo, sí puede caerse por ellas. No recuerda nada al día siguiente, salvo raras excepciones y de forma vaga. Se da con más facilidad en el primer tercio de la noche y siempre cuando no se ensueña, o sea, cuando el sujeto no se encuentra en fase REM.

El sonambulismo tiene un importante factor genético, ya que el 40% de los sonámbulos reconoce que 2 o 3 miembros de su familia lo han sido. Otros factores que pueden favorecer el sonambulismo son el alcohol, las drogas, el estrés, la ansiedad, la falta de sueño, estados febriles y el consumo de fármacos psicoactivos. En las mujeres aumenta la posibilidad cuatro noches antes de la menstruación.

Es falsa la creencia de que si despertamos a un sonámbulo puede morirse. Hombre, podría morirse del susto, si se le despierta muy bruscamente; a nadie nos gustaría, ¿verdad? Pero bromas aparte, lo mejor en estos casos es hablar al sonámbulo de manera suave, con palabras cortas, y cortésmente dirigirlo de nuevo a la cama. Es posible conseguir esto sin llegar a despertarlo.

Ya que la mayoría de los sonámbulos llega a levantarse, es conveniente quitar cualquier cosa que pueda hacer que el sonámbulo sufra un accidente nocturno, como sillas o juguetes en el suelo. Este suele ser el mayor peligro para un sonámbulo. Algunos, más ingeniosos, optan por atarse un cordón a la muñeca y el otro extremo a la cabecera de la cama para evitar irse muy lejos o despertarse cuando lo intenten.

Todos podemos tener algún episodio de sonambulismo en nuestra vida, pero si el hecho es constante, hay que acudir sin miramientos al especialista. El tratamiento suele consistir en una regulación de los hábitos del sueño. Solo el médico decidirá si debe de tomarse diazepam, fármaco

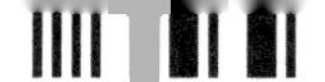

en ocasiones prescrito a personas que tienen casos de sonambulismo.

Piernas inquietas y mioclonus nocturno

También llamado síndrome de las piernas sueltas. Los afectados sufren molestias e inquietud en las extremidades inferiores cuando están en la cama. Los que lo padecen, sienten incomodidad en las piernas, y para su alivio, las mueven constantemente. Esto les ocurre durante la vigilia, lo que no suele ser un problema importante para los que la padecen; pero cuando es en la cama, les impide conciliar el sueño, o al menos un sueño profundo y reparador.

Este trastorno es algo complejo que debe estudiar y tratar un profesional del sueño. Puede llegar a padecerlo hasta un 15% de la población según algunas estadísticas, teniendo la causa un alto factor genético. Se da en más casos y más fuerte conforme avanza la edad.

Para combatir esta patología del sueño suelen recetarse unos medicamentos llamados agonistas dopaminérgicos, administrados en dosis bajas.

En ocasiones, y no necesariamente por padecer el síndrome de piernas inquietas, se dan mioclonías nocturnas, habiendo contracciones violentas de las piernas en intervalos de veinte a cuarenta segundos, y pueden ocasionar despertares, fragmentando así el sueño. Esto afecta más a personas mayores. Se recomienda tomar más hierro, realizar ejercicios físicos durante la tarde, tomar un baño caliente antes de acostarse, y como para el síndrome de piernas inquietas, se suelen recetar agonistas dopaminérgicos en dosis bajas, de los que le informará debidamente el médico.

Aunque se trata de una disomnia, existen varios trastornos del sueño muy parecidos entre sí, que se mezclan entre disomnias y parasomnias.

Somniloqia

Parasomnia. Se trata de hablar durante el sueño y se da en todas las edades y en mayor porcentaje en las mujeres. Como muchos estarán pensando, ¡es muy peligroso tener este problema cuando se duerme con la pareja! Sin embargo, aunque tiene peligrosidad afectiva, no reviste ninguna importancia médica. Pero la peligrosidad afectiva no viene dada por lo que diga el durmiente, sino por cómo se lo tome su pareja. Y es que las palabras (cuando se vocalizan, ya que a veces solo son sonidos ininteligibles) no suelen ser coherentes entre sí, como tampoco responden coherentemente si se les pregunta.

Cuando se produce la somniloquia, el durmiente no suele despertar y por la mañana no recuerda haber hablado. No existe tratamiento.

Hipersomnia

Disomnia. También llamada somnolencia excesiva diurna (SED), es un síntoma más que un trastorno. Se trata del deseo de dormir en cualquier circunstancia. Cuando se padece, se tiene tendencia a tomar siestas necesariamente y a dormirse en actividades sedentarias. Puede ser causada por diversos factores, entre los que se encuentran la narcolepsia y apneas. El síntoma más común son los ronquidos.

En la Unidad de Sueño, de la que hablaremos enseguida, se aplica un test de latencias múltiples del sueño diurno o test de somnolencia diurna para determinar el grado de somnolencia de una persona de manera objetiva.

Narcolepsia

La narcolepsia es una disomnia y, etimológicamente, significa crisis de sueño o ataque de somnolencia. Son eso, ataques reiterados e incontenibles de sueño durante el día, pese a que se haya dormido bien. Es poco frecuente pero dramática para los que la padecen. Se da desde dos veces al mes hasta varias decenas de veces al día en los casos más extremos. Tiene lugar con bastante más frecuencia antes de los 35 años (hay casos infantiles) y los síntomas disminuyen en intensidad con los años, aunque no desaparecen.

Los síntomas son: somnolencia excesiva diurna (SED), que se determinará correctamente en una Unidad de Sueño; aflojamiento o pérdida del tono muscular durante la vigilia (cataplejia) tras un susto, una risa fuerte o tras un estímulo o emoción en general (tanto agradable como desagradable), que puede durar desde apenas unos segundos hasta 30 minutos y le puede seguir una crisis de sueño; alucinaciones justo antes de dormir o al despertar (hipnagógicas o hipnopómpicas, que páginas atrás hemos definido); parálisis del sueño (pérdida de control de los músculos en el tránsito entre la vigilia y el sueño o viceversa, imposibilitando moverse e incluso a veces hablar) que puede durar desde unos segundos hasta excepcionalmente diez minutos.

Estos síntomas deben ir unidos si queremos hablar de narcolepsia, y pueden darse perfectamente aunque se haya dormido a pierna suelta diez horas. El primero de ellos, la somnolencia excesiva diurna, afecta a todos los casos de narcolepsia; la cataplejía a un 70%; las visiones hipnagógicas e hipnopómpicas a un 35% y la parálisis del sueño a un 10% de los narcolépticos. Pero hay que apuntar que no todos los síntomas se presentan a la vez, pudiendo haber una diferencia entre la aparición de ellos hasta de varios años.

La narcolepsia pudiera ser un desorden que ocurre en alguna parte del sistema nervioso central que controla los ciclos de sueño y vigilia. En la mitad de los casos existe predisposición genética a padecerla y en la otra mitad hay antecedentes familiares que directamente la han padecido.

No se conoce la causa que provoca la narcolepsia, y por lo tanto no tiene curación por el momento, aunque es posible controlar sus síntomas para que el paciente pueda llevar una vida más normal, como le indicarán en la unidad del sueño. Es posible que le receten mazindol. Medicación aparte, es recomendable para quienes padecen este trastorno del sueño tomar tres siestas a lo largo del día de unos quince minutos de duración. Ha de decir en su trabajo y personas con las que se relacione que la padece y explicarla. Y se ha de dejar claro que no se trata de una patología psicológica ni psiquiátrica, a pesar del nombre.

Bruxismo
Parasomnia. Es la actividad anormal de mover los músculos de la boca cuando no se está masticando, haciendo rechinar los dientes, y es más frecuente durante el sueño. Puede causar dolores de cabeza al despertar (por la mañana, ya que este hecho no suele despertar al durmiente), y suele ser muy incómodo para la pareja. Puede aplacarse sin dificultad con una prótesis para proteger los dientes, que sin protección pueden dañarse con el paso del tiempo.

El bruxismo se da con más frecuencia en niños y niñas (por igual en los sexos) de entre 4 y 6 años, desapareciendo con el surgimiento de los dientes definitivos. Por otra parte, es una patología que se da con más frecuencia en niños con malformaciones en la mandíbula o con síndrome de Down.

Pesadillas

Parasomnia. Más frecuentes en los niños, suelen darse debido a situaciones vividas no gratas. No hay que confundir una pesadilla con un sueño angustioso. Las pesadillas se pueden suceder en el sueño profundo, pero lo hacen más en la fase REM y en la segunda mitad de la noche. El afectado se despierta y recuerda el motivo (ensueño angustioso) que ha causado su despertar. Al despertar bruscamente puede darse en ocasiones una parálisis motriz u opresión del tórax.

Las pesadillas no suelen prolongarse más de unas pocas semanas. Si se prolongan durante un largo tiempo pueden considerarse nocivas y se debe por tanto acudir a un especialista.

Algunos estudiosos ven en las pesadillas su parte positiva. Es el caso de Henry Reed, quien nos dice: «Si las olvidamos, perderemos la oportunidad de ver a través de la niebla, de sacar a la luz determinados prejuicios». Y no solo eso. Los sucesos traumáticos pueden dar como resultado la aparición de pesadillas o su aumento si ya existen. El estudio del fenómeno nos muestra que las personas que sufren pesadillas, a menudo han sido incapaces de integrar psicológicamente sus experiencias traumáticas. Las situaciones de ansiedad pueden provocarlas. No pocas veces se han dado en personas de grandes dotes artísticas y creativas.

Algunos estudios, como el comenzado en 1972 en Finlandia a través del Departamento de Salud Pública de la Universidad de Helsinki, han concluido que la frecuencia de las pesadillas está relacionada con el riesgo de suicidios.

Las pesadillas pueden aparecer con dosis elevadas de medicamentos como la fluoxetina, la reserpina y el propanolol. Pero también las pueden provocar apneas, ronquidos o el Parkinson. Existen buenas terapias psicológicas y conductales para el tratamiento de las pesadillas en adultos. También existe apoyo de la farmacopea, como el diazepam.

Terrores nocturnos

Parasomnia. Los terrores nocturnos no encierran como las pesadillas (con las que suelen confundirse) unos recuerdos vívidos de las terroríficas escenas oníricas, que además en las pesadillas siempre muestran una amenaza para el ensoñador. Como parasomnia, afecta en mayor medida a los niños, apareciendo a los dos o tres años, para desaparecer por sí misma en la adolescencia. Los que la padecen comienzan a dar gritos, lloros y desprenden sudor frío, siempre manteniéndose dormidos. Suele asustar pues a los padres, ya que a esto se suma a que si se le despierta suele sentarse rígido, con las pupilas dilatadas y gritando.

No es conveniente acercarse al niño para tranquilizarlo, pues su situación suele empeorar. Pueden llegar a levantarse y correr con pánico, lo que es peligroso. Lo que ocurre con los terrores nocturnos es que el niño no ha conectado con el ambiente, aunque lo parezca. En cinco minutos a lo máximo, el episodio terminará espontáneamente y volverá a dormir normalmente. Al día siguiente no recordará nada de lo sucedido, salvo algún caso de forma vaga.

Los terrores nocturnos se dan más en varones y en la fase de sueño profundo, y al contrario que las pesadillas, en la primera mitad de la noche. Se cree, sin seguridad, que puede haber algo de factor genético. En general los terrores nocturnos se tratan con buenos resultados con una terapia conductal, pero puede requerir en casos agudos de farmacoterapia, como el ya citado diazepam.

Parálisis del sueño

Parasomnia. Cuando comienza el sueño, o con mucha más frecuencia cuando despertamos, se produce una parálisis de los músculos que imposibilita moverse, y a veces incluso hablar o respirar tranquilamente. Es, como puede imaginarse, bastante angustioso. Esto suele durar unos segundos, pero excepcionalmente puede perdurar hasta diez minutos. Para evitarlo, se recomienda evitar el estrés, realizar algo de ejercicio físico durante el día y, en casos más agudos (es decir, cuando ocurre más de una vez por semana durante seis meses) hacer uso de la farmacopea.

Síndrome de movimientos rítmicos

Parasomnia. Para dormirse, los que padecen este trastorno lo hacen dando movimientos con la cabeza o girando los hombros constantemente. Movimientos que pueden venir acompañados de sonidos guturales. El síndrome de movimientos rítmicos puede aparecer desde los nueve meses hasta los dos años. Aunque se da en niños normales, aparece con más frecuencia en niños autistas o con retraso mental. Esta parasomnia no se considera muy importante a no ser que perdure más allá de los cinco años, aunque no está de más corregirla antes si aparece. No hay que confundirla con los saltos musculares benignos y fisiológicos del adormecimiento.

Neuresis

Parasomnia. Es el hecho de orinarse en la cama después de una edad en la que se debería de controlar bien la vejiga, de los tres a los cinco años. Se da durante el sueño profundo, lento. Aunque es más conocida como enuresis nocturna, muchos especialistas la llaman enuresis del sueño, porque con frecuencia se da cuando se duerme también de día. Afecta tres veces más a los niños que a las niñas y hasta los cinco años de edad puede afectar hasta a un 20% de las personas. Puede provocar baja autoestima, sentimientos de culpa y vergüenza, mala adaptación escolar, etc. Estos estados, según los expertos (y en contra de lo que considera la gente) son el resultado y no la causa. De hecho, entre otros factores se cree que el factor genético juega un papel importante en la aparición de la enuresis. Jamás los padres han de reñir a los hijos por este problema, sino animarlos y darles confianza de que pueden solucionarlo.

Puede darse tanto en fase NREM como en REM, en cuyo caso es fácil que la persona se despierte estando soñando que orinaba. Las terapias farmacológicas y no farmacológicas existentes deberán de ser proporcionadas por un médico.

Distrés

No es que se trate exactamente de un trastorno del sueño. Es una de las consecuencias a escala física y emocional de las tensiones a las que nos somete la vida moderna. Cuando esas tensiones superan nuestra capacidad de control, rompiendo el equilibrio entre demanda y resistencia, aparece un cuadro anormal denominado distrés. En él, durante el sueño, el cerebro acelera la producción de adrenalina y corticoides, lo que provoca una subida de tensión arterial y una contracción muscular que impide la relajación necesaria para obtener un sueño reparador.

Síndrome de la fase retrasada del sueño

Se trata de una alteración debida al retraso de los ritmos biológicos. La melatonina, el descenso de la temperatura corporal y la sensación de sueño aparecen más tarde de lo que debería. Síntomas de esta alteración son que la persona nunca se echaría a la cama por la noche, y por la mañana nunca se levantaría, y cuando lo hace, su ritmo es muy lento.

Para esta alteración, clasificada como disomnia, suele usarse con buenos resultados la cromoterapia y la luminoterapia (terapias naturales en base a colores y luz), además de la ingesta de melatonina tres o cuatro horas antes de echarse a la cama (siempre todo bajo prescripción médica). La melatonina, como hemos apuntado más arriba, es una hormona que se genera en la glándula pineal, y que es reguladora de los ritmos biológicos, como el de sueño-vigilia. Inductora del sueño, se elabora químicamente, por lo que el médico puede prescribirla.

Arousal

Es el cambio brusco desde el sueño profundo a una fase más superficial o incluso a un despertar no consciente. Se trata de un mecanismo de defensa del organismo para activar los músculos dilatadores de la faringe y evitar así su colapso.

Reflujo gastroesofágico

No es que sea propiamente un trastorno del sueño, o sí lo es, en un tercer apartado además de las disomnias y las parasomnias: los trastornos del sueño asociados a enfermedades orgánicas o psiquiátricas.

El reflujo gastroesofágico es la causa de la esofagitis, y se da tanto durante la vigilia como en el sueño. Consiste en la devolución de alimentos desde el estómago al esófago, y es algo que cuando ocurre durante la vigilia, la posición erguida y la inercia nos hace tragar de nuevo. Pero si ocurre durante el sueño, la posición horizontal y la menor capacidad de tragar puede hacer toser y despertar bruscamente semi-ahogado. Si esto ocurre, pruebe a levantar la cabecera de la cama 10 o 15 centímetros.

La obesidad y el embarazo pueden ser factores predisponentes y se manifiestan sobre todo tras una comida fuerte. Hay medicación para ello que el especialista en gastroenterología le indicará.

Los labortorios del sueño

Si usted no está a gusto con su sueño o cree que presenta alguno de los problemas que acabamos de describir (que no son en absoluto todos, pero sí los más frecuentes), lo que debe de hacer en primer lugar es acudir a su médico de cabecera a fin de que le pida cita para que le vean en una Unidad de Sueño.

Un laboratorio del sueño es una unidad clínica que depende de la Unidad de Sueño (si la hay) de los hospitales, dedicada a estudiar las diversas patologías o disfunciones que padecemos en relación al sueño. Estas unidades suelen depender del departamento de Neurofisiología de los hospitales y poseen una estructura multidisciplinar (neurólogos, psicólogos, neumólogos, neurofisiólogos, pediatras, otorrinolaringólogos). Cada vez son más abundantes las unidades de sueño, así que es muy probable que en su ciudad exista alguna.

Allí, el paciente es preguntado acerca de sus hábitos de sueño (horarios, ambiente, tareas anteriores, etc.). También se le revisa su historial clínico y posibles antecedentes de insomnio en la familia. Normalmente, el paciente debe dormir al menos una noche en la unidad del sueño para realizarle un seguimiento, aunque a veces con la entrevista al paciente es suficiente para solucionar el problema. Incluso en ocasiones el paciente necesita realmente más una explicación que un tratamiento. O dicho de otro modo: la explicación será el tratamiento.

La técnica médica de control y diagnóstico de los trastornos del sueño se llama polisomnografía. Con esta técnica de observación se registran numerosos aspectos relacionados con el sueño como el electroencefalograma (EEG), los movimientos oculares, el ritmo cardíaco, el flujo de aire en boca y nariz o el esfuerzo al respirar. También se colocan detectores de movimientos en las piernas, un sensor de posición al dormir, un micrófono y una cámara de vídeo.

Aunque su uso aún no está muy extendido, hoy ya existen equipos portátiles para realizar los estudios en el domicilio del paciente, con lo que el paciente se siente más cómodo y por tanto el factor paciente es más real.

A continuación vamos a conocer algunas pautas para conseguir un sueño de calidad, y por lo tanto, una vigilia de calidad. Una buena higiene del sueño a veces basta para hacer desaparecer alguno de los trastornos del sueño que hemos visto. Pero lo ideal es que no aparezcan.

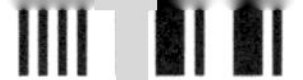

TERCERA PARTE

Recomendaciones para un buen dormir

Recuerde que dormir bien es imprescindible para estar bien durante el día. Pero también a la inversa. Estar bien durante el día es imprescindible para dormir bien. Vigilia y sueño se complementan. No hay calidad de una si no hay calidad de la otra. Y contra más tiempo de su sueño sea sueño profundo, mayor será la calidad del mismo. Aquí vamos a ver cómo conseguirlo.

Como he dicho antes, si una noche no duerme bien o se despierta cansado, le recomiendo que no le de excesiva importancia; preocúpese solo si esto continúa durante varios días seguidos, al menos una semana. Si eso ocurre, pida a su médico que le mande a una unidad del sueño o laboratorio del sueño.

A continuación vamos a dar algunos consejos para mejorar la calidad de su sueño, para conseguir lo que se ha dado en llamar una buena higiene del sueño. Obviamente, no intente poner en práctica todos ellos ya que además de innecesario es prácticamente imposible. Aplique los consejos que se ajusten a su caso concreto o a sus posibilidades de llevarlos a cabo. Apréndalos y téngalos en cuenta, pero no se obsesione con que el sueño es muy importante, basta con saberlo. Y tenga siempre en cuenta que la calidad de su sueño determina en buena medida la calidad de su vida.

Hábitos

Si lleva una vida tranquila y sosegada será más fácil que tenga una buena calidad de sueño. Esto no quiere decir que aconseje no realizar muchas actividades; nada más lejos de la realidad, más bien al contrario. Pero evite el nerviosismo, no vaya acelerado todo el día. Asimismo, procure no encerrarse todo el día en casa. Aunque no tenga que salir, de un paseo si el tiempo no es demasiado malo. No utilice la misma ropa en la calle que en casa.

Si trabaja por turnos y esto le obliga a dormir una temporada de noche y otra de día, su ritmo circadiano natural se verá trastornado y su calidad de sueño no será del todo satisfactoria casi con total seguridad. Si puede, evite los cambios de turno. Si este es su caso y no puede evitarlos, sepa y alégrese de que es la excepción de las siestas; en su caso puede echarse los primeros días del turno de noche una siesta de una hora y media a dos horas, para asegurarse un ciclo completo. Asimismo, evite (si puede, claro) trabajar siempre de noche. Cuando se duerme por el día, se hace estando la temperatura corporal alta, como alto es el cortisol, y baja la melatonina. Todo completamente al revés. El sueño diurno es pues a veces más corto, pero siempre menos profundo y por lo tanto de menos calidad.

En cuanto a las cenas, deberán de ser siempre a la misma hora aproximadamente y no deben ser fuertes; mastique despacio. Esto no solo le ayudará a dormir mejor, sino a cuidar su organismo. Hace años me dieron una regla de oro para obtener una alimentación más saludable: «Bebe los sólidos y mastica los líquidos». Tampoco haga el otro extremo: echarse a la cama con hambre. Asimismo, intente no tomar sustancias excitantes como el café o la cola (y menos aún ambos) entrada la tarde.

La polimedicación (el consumo de varios medicamentos simultáneamente) suele provocar una peor calidad del sueño. En medicina, lo que no es necesario está formalmente contraindicado. Y este axioma, por conocido, es frecuentemente olvidado. Además, infórmese si el o los medicamentos que toma llevan algún componente susceptible de alterar el sueño.

Si duerme con su pareja y sus movimientos le dificultan conciliar el sueño, prueben a dormir en camas muy próximas, casi juntas, pero separadas al fin y al cabo. De todas maneras, actualmente existen en el mercado una buena gama de colchones apropiados para cada necesidad.

En general, el hecho de llevar una vida sana y sosegada le ayudará a tener una mejor calidad de sueño, y por lo tanto (no me cansaré de repetirlo) una mejor calidad de vida. Ría, evite tener mal humor y especialmente evite tenerlo antes de irse a dormir. Y sobre todo, siéntase a gusto consigo mismo... ¡y con su trabajo! Este puede ocupar un tercio de todo su tiempo (al igual que dormir) y las consecuencias de tener un trabajo que no le agrada son nefastas.

El dormitorio
Debido al tiempo que pasamos en el dormitorio, este tiene que ser un lugar que le guste y le resulte agradable. Procure no utilizar colores vivos. Utilice en cambio tonos pastel, y no cargue demasiado la habitación. Un suelo de parquet en lugar de cerámica resulta muy acogedor. Puede consultar el feng shui para la decoración. El feng sui es, a grosso modo, un arte chino milenario que estudia la correcta ubicación e

integración de un espacio para lograr armonía y bienestar. Es un arte complejo que tiene en cuenta, entre otras cosas, la orientación magnética, los vientos dominantes, la presencia de agua, la vegetación y las características geográficas del entorno. Pero si no quiere complicarse demasiado, puede tener en cuenta los siguientes consejos. Procure que en la habitación no haya aristas en ángulo, y si las hay procure que no se dirijan hacia la cama. No coloque la cama frente a la puerta, ni debajo de la ventana. Tampoco debajo de una viga que esté a la vista. Evite colocar espejo alguno frente al lecho. Las camas más aconsejables son las de madera. En cuanto a las sábanas y fundas de almohadas, lo ideal es que sean de lino o de algodón cien por cien (hay que procurar que sea orgánico, ya que si no en su cultivo se han usado pesticidas, herbicidas, fertilizantes, estimulantes del crecimiento y defoliantes; además gran cantidad del algodón que se cultiva en el mundo es transgénico). La seda no está mal, aunque respira peor. En todo caso, evite las telas sintéticas. Si su dormitorio tiene cuarto de baño, mantenga siempre cerrada puerta del mismo. Si por debajo de su cama tiene aguas subterráneas, esto puede perturbar el sueño.

Algunas otras premisas del feng shui son también bastante lógicas, y puede ponerlas en práctica mucha gente sin saber que este arte chino milenario las tiene en cuenta. Como no son exclusivas del feng shui, algunas vienen mezcladas en los siguientes párrafos.

Pruebe siempre una cama antes de comprarla. El colchón debe de estar ventilado, por lo que no piense en colocar debajo del mismo una tabla como se hacía antes; los somieres de láminas son mucho mejores. Así mismo, es aconsejable un colchón más bien duro que blando. En cuanto a las almohadas, pruebe a utilizar una ergonómica, hay muchas en el mercado y algunas son realmente muy buenas. Cuide que no sea demasiado larga ni alta, y en todo caso no duerma sin almohada. Pruebe con una almohada y un colchón de látex.

Algunas personas recomiendan orientar la cabecera de la cama hacia el Norte, o en su defecto hacia el Noroeste. No obstante, lo ideal es que ponga la cama de la manera que a usted más le agrade en el dormitorio, y por norma general será así entonces como mejor duerma.

Ponga un nivel encima de la cama y compruebe que los pies no están más bajos que la cabeza. Y aunque la cama esté totalmente horizontal, pruebe a colocar debajo del colchón, justo en el extremo de los pies una toalla doblada, de modo que le permita que estos queden un centímetro más elevados. Así descansarán más las piernas y reducirá el riesgo de la aparición de varices.

En la cama, no se eche mucho peso encima. Es decir, no tenga la costumbre de ponerse tres o cuatro mantas, ya que esto le impedirá a su cuerpo un buen descanso. Es posible que se despierte con la típica sensación de la que se dicen frases como «parece que me ha pisoteado un elefante».

Evite en el dormitorio cualquier cosa que provoque malos olores. Por el contrario, puede utilizar fragancias agradables como ropa limpia, esencia de lavanda o cualquier otro olor suave y «natural» que le guste. Si utiliza algún perfume, cuando duerma fuera lléveselo consigo. Hay quienes colocan bajo la almohada un poco de alcanfor dentro de una bolsita. En todo caso, mantenga el dormitorio ventilado y limpio, procurando que la temperatura no sea muy alta o baja cuando se acueste, así como en el transcurso del sueño. Se suele establecer la temperatura ideal entre 15° y 23°. Como es un margen amplio, procúrese entre ellas la que mejor le vaya sabiendo que está en los baremos correctos.

Evite los ruidos. Si los tiene y argumenta que se ha acostumbrado a dormir con ellos, será cierto, pero no quiere decir que el sueño sea igual de reparador. Se habrá acostumbrado a ellos pero no por ello dejará de oírlos. Puede utilizar unos tapones de goma espuma en los oídos cuando el ruido sea excesivo, pero si le molestan rechace la idea o valore si es peor el remedio que la enfermedad.

Si tiene luz excesiva, un antifaz le resultará muy útil. Aunque al principio puede resultarle incómodo, pronto se acostumbrará. El ruido y la luz nos recuerdan a la vigilia, por lo que nuestro cerebro no percibe que queremos dormir.

No tenga plantas verdes durante la noche, pues desprenden gas carbónico. Si aun así desea flores en su dormitorio, coloque unas flores artificiales, pero no olvide de limpiarlas con frecuencia, ya que suelen acumular mucho polvo.

Duerma sin ropa o con ropa ligera, tanto como le sea posible, y a poder ser de algodón. Normalmente una camiseta ancha y larga sin ropa interior (o alguna nada apretada) es lo más cómodo. Si tiene los pies fríos y eso le molesta, pruebe a colocarse unos calcetines de lana, y pruebe también a quitárselos una vez los tenga calientes.

Procure no realizar actividades en la cama que no sean la de descansar (y la «otra», obviamente). Es decir, no escriba (si no es un diario de ensueños), organice cajones, hable por teléfono, etc. Conserve el lugar para lo que es.

Si tiene algún hijo de poca edad y le cuesta dormirse o no lo hace bien, pruebe a incorporar un animal de compañía (gato o perro) en la casa, y deje que duerma con el niño, encima de la cama. Tenga muy en cuenta el factor higiene. Pero sobre todo recuerde que un animal no es un juguete. Antes de introducir un animal en la casa, debe de hacerse varias preguntas: ¿Le prestaré la atención debida? ¿Estoy dispuesto a correr con los gastos alimentarios y sanitarios del animal? ¿Qué pasará cuando crezca? ¿Qué voy a hacer con él en vacaciones? ¿Estoy seguro de no desprenderme de él por ninguna causa? Si no tiene clara alguna de las preguntas, no creo que deba de tener un animal en casa.

El ritual de acostarse

Haga del hecho de ir acostarse a la cama como un pequeño ritual. Por ejemplo: refrescarse, lavarse la boca, preparar la ropa para el día siguiente, desvestirse, escuchar unos minutos la radio, beber un vaso de agua y echarse a la cama, siempre en el mismo orden. Su cerebro le estará entonces preparando para el sueño. En realidad todos hacemos un ritual, solo basta con fijarse bien para darse cuenta. Pero sepa también saltárselo; le irá muy bien cuando por alguna circunstancia no pueda llevar a cabo el «ritual». Y si vive en pareja, procure que su ritual no moleste a su compañero o compañera, lo mismo que a la inversa.

Practique si le es posible unos minutos diarios de yoga. Puede hacerlo antes de cenar. Si lo hace tras la cena, sepa que no es bueno hacer yoga con el estómago y la vejiga llenos: cene ligero y haga la digestión antes. Pero no se ponga a hacerlo por su cuenta si no conoce esta disciplina. Para ello, puede apuntarse a clases de yoga o consultar algunos manuales muy buenos sobre el tema. El yoga no solo le servirá para dormir mejor, ya que es bueno ¡para casi todo!

Si tiene el pelo largo, peinarse durante unos minutos con un cepillo suave crea un buen efecto relajante. No crea que es ridículo, simplemente pruebe a hacerlo.

Antes de acostarse, puede tomarse alguna infusión relajante. Hay muchos tipos, y en cualquier herboristería le informarán. También, en especial cuando el tiempo es frío, algunas personas la preparan al tiempo de acostarse y se la toman ya en la cama. Una gran ventaja es que no le será perjudicial, y está libre de efectos secundarios. Como ve, hablo en varias ocasiones sobre el hecho de relajarse, y es que relajarse es fundamental para dormir, así que hágalo de una manera u otra.

Leer un rato en la cama ayuda a mucha gente a conciliar el sueño, a la vez que leer es una actividad muy aconsejable para todo el mundo. Si cuando quiere ya dormirse después de leer no puede conciliar el sueño, puede coger ese libro o autor que nos duerme. ¡Casi todos tenemos alguno!

Orine antes de acostarse: vaciará su vejiga y será más difícil que las ganas de orinar le despierten. No beba alcohol antes de acostarse. Un poco suele adormecer, pero también puede provocar despertares nocturnos y sobre todo limita conseguir un sueño profundo y relajante, disminuyendo la fase REM. Y si se pasa... ¡la maldita resaca!

¡Qué bien los masajes! Si vive en pareja, ambos miembros pueden aprender a dar masajes y así darlos mutuamente (o un día cada uno) antes de dormir. Hablar, siempre en positivo, unos minutos antes de dormir también es estupendo.

Y el sexo, por supuesto, le ayudará a relajarse y dormir más plácidamente. Si no tiene pareja o se encuentra solo o sola un día y está tenso o tensa, no tenga reparo en masturbarse.

No se marche a la cama nada más cenar, sino que haga alguna actividad como pasear un poco, charlar tranquilamente, leer o ver un poco la televisión.

Ya en la cama, algunos recomiendan hacer un resumen mental del día transcurrido. Pruébelo, no le cuesta nada y si no le sirve para conciliar el sueño seguro que le sirve para otras cosas, como darse cuenta de los posibles errores cometidos en el día, reflexionar sobre cosas que haya hecho, decisiones, personas, etc. Pero si lo que quiere es dormir, no lleve sus problemas y quebraderos de cabeza a la cama, no suele ser positivo, aunque cada uno somos un mundo diferente y a alguien le puede ir bien para conciliar el sueño. En cambio, puede optar por escribir el dilema en un papel y guardarlo en la mesilla; así estará escrito y dormirá más tranquilo, sabiendo que no se va a olvidar. Quién sabe, quizás cuando se despierte tendrá alguna solución para el mismo tras «consultarlo con la almohada».

Si al acostarse repite varias veces algo así como: «Día a día me siento cada vez mejor en todos los sentidos», con el tiempo notará un sueño más reparador, y, si lo dice también justo al levantarse, le ayudará aún más a que la frase se convierta en realidad. Esto tan sencillo y tan poco practicado por la gente, se deriva del método Coué, creado por el farmacéutico Émile Coué. No obstante puede, incluso aconsejo, cambiar la frase periódicamente por otra que también le guste, siempre con cosas positivas.

Puede escuchar algo de música relajante, y a ser posible temas en los que no canten, es decir, instrumentales. No obstante, hay quien escucha algún otro estilo de música y le va bien. Otra opción es inventarse melodías o imaginar el sonido de elementos naturales como las olas, las hojas de los árboles movidas por el viento, etc. También hay en el mercado una amplia gama de CD que reproducen estos sonidos.

En cuanto a las posturas que solemos adoptar para dormir, es obvio que una postura no perjudicial es esencial para obtener una buena calidad del sueño. Procure no dormir boca arriba. O mejor dicho, procure que su compañero o compañera no lo haga, pues favorece el ronquido. Puede hacerlo de costado, que es una de las posturas más habituales, y no tenga miedo de hacerlo recostado sobre el lado izquierdo: su corazón no sufrirá en absoluto. Aunque no hay consenso entre los médicos en este hecho, si usted piensa que dormirá mejor del lado derecho, es muy posible que así sea. Puede adoptar perfectamente la posición fetal, pero procure no aprisionar un brazo y no colocar la espalda en una posición incorrecta. Dormir boca abajo no es muy bueno para las cervicales (a pesar de que ayuda a evitar los ronquidos) aunque los que dicen que duermen así suelen estar en realidad recostados un poco de lado. No obstante, como norma general, en los pequeños despertares que mencionábamos al comienzo del libro, el cuerpo suele buscar por sí mismo una postura cómoda.

Pero sobre todo échese a la cama cuando tenga sueño, no solamente porque sea la hora. Y si lleva rato en la piltra y no logra dormirse, no dude en levantarse y realizar alguna actividad, y acuéstese más tarde. No piense que si hace

eso esa noche perderá horas de sueño, piense que ganará en calidad de sueño. Incluso si es incapaz de conciliar el sueño de ninguna manera, alargue esa actividad hasta la hora en la que debería de levantarse. Es preferible no dormir una noche que pasarla en la cama despierto, dando vueltas y desesperado por no poder dormir.

Pero tenga en cuenta que el sueño (y los ensueños) no depende únicamente de los últimos minutos de la jornada. Y de nuevo recordarle que duerma lo necesario, no más.

La importancia del despertar

Si bien son importantes los preámbulos del sueño y el sueño en sí, no debemos de olvidarnos de la importancia que tiene el despertar. Este no debe de ser brusco. Todos conocemos la desagradable sensación que se nos queda cuando somos despertados precipitadamente. A veces podemos estar de mal humor incluso toda la mañana por un despertar inadecuado.

Casi todos somos despertados «gracias» a un despertador, ese aparato de la mesilla que odiamos todas las mañanas. Lo ideal en cambio sería prescindir de él, despertarnos por nosotros mismos. Esto puede conseguirse con relativa facilidad si tenemos un horario fijo de levantarnos, ya que nuestro cuerpo/mente es un estupendo reloj biológico. Al oscurecer, el cerebro genera melatonina, la hormona del sueño. Se pierden reflejos, se aflojan los músculos, desciende la temperatura corporal y bajan las secreciones de adrenalina. Por lo tanto, por la noche la atención y la concentración disminuyen. Algunos informes de siniestralidad laboral indican que el 90% de los accidentes laborales ocurren entre la medianoche y las 6 de la mañana.

Estas estadísticas podrían incluso relacionarse con trage-dias como las ocurridas en la central nuclear de Chernobyl (URS), Three Mile Island (Estados Unidos), el catastrófico accidente de Bhopal (India) o el desastre ecológico del petrolero Exxon Valdez, ya que todas ellas se desencadenaron durante el turno de noche, turno de mayor siniestrabilidad laboral con diferencia.

Pero volvamos al asunto de este capítulo. Hasta tal punto es preciso este reloj biológico del que hablábamos, que puede funcionar hasta con segundero. Hace algún tiempo puse en marcha experimentalmente esta práctica. Mi despertador sonaba entonces entre semana exactamente a la misma hora cada día. Me propuse despertarme por mí mismo prescindiendo de esa máquina infernal. Pero por si acaso no quité el despertador, no fuera a ser que me quedara dormido y en el trabajo me echaran de menos. La exactitud del reloj biológico no tuvo nada que envidiar al mejor de los relojes suizos, y es que en varias ocasiones, sin haber sonado el despertador, acercaba instintivamente la mano al mismo para apagarlo, y cuando estaba ya casi tocándolo, entonces comenzaba a sonar. Increíble pero cierto.

El sonido del despertador nos despierta porque nos hemos condicionado a ello. Podemos decir que durmiendo, nuestro cerebro es selectivo con los sonidos. Así por ejemplo, una recién madre puede dormir bien a gusto y no despertarle los truenos de una tormenta, pero hacerlo rápidamente si su hijo emite un apenas perceptible lloro. Pero también nuestro cerebro se amolda a los sonidos que capta. Es decir, si a un durmiente le hablamos y no se despierta, es muy posible que mientras no le hablemos más fuerte podamos seguir hablándole sin que se despierte. Lo mismo ocurre con el despertador. Más de uno ha tenido que poner la excusa del tráfico en el trabajo por el mismo motivo; si al comienzo de sonar el despertador este no cumple su misión (despertar al durmiente), es muy posible que continúe sonando y la persona durmiendo. Por eso son prácticos los despertadores que tras sonar unos segundos, paran un rato y vuelven a sonar, para crear en el durmiente una alerta y no acostumbrar al sonido.

Esta quizás sea la parte más desagradable del libro, al hablar del despertador. Pero nos guste o no, el despertador se hace casi necesario pues aunque nos podamos despertar por nuestra cuenta en un horario fijo, es más difícil cuando esporádicamente hemos de cambiar la hora de levantarnos. Pero le aconsejo que evite los despertadores que suenan de repente con un volumen alto. En lugar de ello, adquiera uno que comience a sonar bajo y vaya subiendo el volumen poco a poco. Afortunadamente, cada vez hay más modelos de este tipo, que procuran un despertar menos violento. El inconveniente es que puede pasar precisamente lo que acabamos de comentar, que una vez que comienza a sonar bajo e ir subiendo el volumen, el durmiente se acostumbre al sonido y no se despierte.

En una investigación por parte de la Universidad de Lubeck se tomaron a quince personas para realizar unas pruebas durante tres noches. La primera noche se les avisó de que serían despertados a las 9.00 horas, la segunda se les despertó sin previo aviso a las 6.00 horas y la tercera se les despertó de nuevo a las 6.00 horas pero con aviso previo. Cuando sabían que iban a ser despertados temprano, el nivel de adrenocorticotropina (hormona conocida como ACTH, que estimula el trabajo de la corteza suprarrenal) aumentaba notablemente una hora antes de levantarse, comparado con la noche en que sabían que el despertador sonaría a las 9.00 horas. Sin embargo, en ambos casos los niveles hormonales aumentaron una hora antes de levantarse. Y cuando en la tercera noche fueron levantados sin aviso, los niveles del peligroso cortisol se dispararon.

El sueño y los niños

Es verdaderamente importante enseñar a los niños a dormir correctamente, esto es, a educarles en el sueño. Los primeros años de la vida de una persona son decisivos para su futuro emocional e intelectual, y una mala calidad de sueño puede mermar este desarrollo. Y también su desarrollo físico. Por ejemplo, durante el sueño, la hipófisis segrega con más intensidad la somatotropina, que es la hormona del crecimiento.

Tenga en cuenta que las horas necesarias en un niño no son las mismas que las de una persona adulta. Un recién nacido puede dormir 16 o 20 horas tranquilamente, aunque a intervalos. Los ciclos del sueño, de los que hablamos páginas atrás, comienzan directamente con sueño activo, lo que más adelante ya se le llamará fase REM. En cuanto a las posturas, la diferencia principal con lo que mencionábamos antes estriba en los recién nacidos y lactantes, para quienes las mejores posturas son boca arriba o de lado. Poco a poco, el pequeño irá durmiendo menos horas en total, pero más seguidas, e irá agrupándose en horas nocturnas. A los seis meses el niño ya deberá dormir de 11 a 13 horas de un tirón sin despertarse. A los dos años una referencia puede ser las 12 horas de un tirón.

Utilizar el «¡A la cama!» como castigo para los hijos es un grave y común error que hay que evitar a toda costa. Tomará la cama como algo negativo, cuando tiene que ser todo lo contrario: el lugar de reposo, de bienestar y de calma. Así pues, tampoco haga creer al niño que por la noche vendrá un ogro que le comerá si no se duerme o si no se ha portado bien: puede coger miedo a la noche o incluso a irse a dormir. Por los mismos principios, no es conveniente castigar al niño mandándolo a su habitación. Tampoco es aconsejable que el niño juegue en la misma habitación en la que duerme, ya que esto podría confundirle. Al contrario, debe acostumbrar al niño a seguir un ritual de sueño, como antes hemos mencionado.

En cuanto a contarle cuentos para que se duerma, no es muy aconsejable. Me explico: cuéntele cuentos para que se relaje, pero procure que no se duerma mientras está con la narración. Si luego se despierta y el pequeño no le ve contándole un cuento, se asustará, porque ha asociado las narraciones con el dormir.

Por otra parte, procure que el pequeño entre despierto a la cama. Evite que se duerma en otro sitio para llevarlo dormido hasta la cama o cuna, ya que le creará un mal hábito y si se despierta, se desorientará.

Si el niño duerme con los padres (que no es aconsejable) y él quiere seguir haciéndolo, vaya acostumbrándolo poco a poco a que duerma solo. No le importe que el niño llore en su habitación y le llame, eso es una forma de chantaje emocional completamente normal. Pero como es difícil no ceder a su chantaje, pues da mucha pena que el niño llore, puede ir a calmarlo, pero vaya alargando poco a poco el tiempo que tarda en acudir, hasta llegar a no hacerlo.

Utilice el mismo truco si el niño quiere tener una luz encendida. En cambio, si pide un peluche, déselo, ya que le proporcionará seguridad.

Si un niño duerme mal, a veces una charla con padres de hijos de una edad similar le puede orientar para solucionar el problema. Pero será el pediatra quien le ayudará siempre en este terreno. Dése cuenta que después de cumplir el año resulta más difícil corregirle al niño los malos hábitos de sueño que vaya cogiendo.

Cuando va siendo adolescente, suele gustar de realizar actividades hasta altas horas de la noche, porque le crea una sensación de adulto que le resulta placentera. Puede escuchar música, ver la tele o chatear hasta tarde, lo que puede afectar a su rendimiento durante el día. Los padres han de tener presente este factor.

Envejecimiento y sueño

El hecho de tener un sueño más ligero y fragmentado es una consecuencia completamente normal conforme vamos envejeciendo, al igual que, por ejemplo, perder cabello. Y, siguiendo con la comparación, no en todas las personas afecta por igual.

Recordamos lo que dijimos más atrás sobre los despertares nocturnos. No son un trastorno del sueño, es algo que forma parte del mismo y que tenemos todos. Pero a partir de los cincuenta años estos despertares comienzan a ser más frecuentes y de duración más larga. Decíamos que no suelen recordarse al despertar. Pero si exceden de dos minutos (lo que suele suceder a partir de los cincuenta años), pueden recordarse con cierta frecuencia. El aumento en el número de despertares y en su duración pueden provocar la sensación al durmiente de que ha dormido mal, dándole la impresión de un mal descanso.

Casi la mitad de las recetas de hipnóticos son para las personas mayores de 65 años, la mayoría completamente inservibles. Por otra parte, algunos medicamentos para tratar algunas enfermedades más propensas conforme envejecemos pueden afectar al sueño. Así, los fármacos que controlan la tensión arterial o las teosfilinas, que son dilatadores bronquiales, pueden provocar insomnio.

Aunque los trastornos del sueño aparecen a cualquier edad, en ocasiones aparecen cuando una persona entra en la jubilación. Y es que cuando una persona lleva muchos años trabajando y de golpe y porrazo deja de hacerlo, resulta un cambio demasiado brusco. En este sentido, sería ideal que se fueran reduciendo paulatinamente durante un tiempo las horas de trabajo diarias, hasta jubilarse por completo.

A menudo, tras la jubilación viene un problema que, aunque no es considerado como un trastorno del sueño en sí, supone un mal hábito que a la larga sí puede desencadenar en un trastorno del sueño. Nos referimos al hecho de que muchas personas de avanzada edad, al cansarse antes (o incluso aburrirse) se acuestan muy temprano, y cuando son las cinco de la mañana se despiertan sin saber qué hacer, pues ya no tienen sueño. Algunas de estas personas aseguran que tienen insomnio, pero lo que ocurre simplemente es que ya han dormido las horas necesarias, aunque les gustaría dormir más. Lo que tienen que hacer es acostarse más tarde, cuando realmente tengan sueño, y no porque «ya es la hora». También deberían realizar más actividad y actividades durante el día. Y de dormir una o dos siestas, hay que procurar que no excedan de veinte minutos o media hora; de lo contrario se acortará notablemente el sueño nocturno. Las siestas no serán malas y por lo tanto no hay que evitarlas interrumpiéndolas al comienzo de las mismas.

Una depresión, normalmente al perder al cónyuge o a un hijo, o simplemente un estado de moral bajo por cualquier motivo, es una causa muy común de alteraciones del sueño en todas las personas, y en los ancianos en especial.

Esto es algo habitual, pero con el tiempo la calidad del sueño debe volver a ser igual que antes del fatal desenlace.

La mujer y el sueño

Hay algunos aspectos, sobre todo orgánicos, que son innatos a las mujeres, como la menstruación, que interfieren en el sueño. Durante las diferentes fases del ciclo menstrual se pueden ocasionar cambios en los patrones de sueño. Algunas mujeres necesitan más horas de sueño, y si no las respetan podrán padecer somnolencia diurna y una mayor fatiga. También durante el embarazo las mujeres suelen estar más fatigadas y con mayor sueño durante el día; por norma general duermen más horas durante la noche. Los patrones del sueño cambian sobre todo en el último trimestre del embarazo. En esta época tienen más despertares nocturnos. También suelen presentarse dificultades para dormir en ciertas posiciones. En estado avanzado de gestación, procure llevar lo más a rajatabla posible los horarios de acostarse y levantarse. Después de dar a luz, otros factores suelen alargar la temporada de una calidad de sueño no muy buena, como las horas de lactancia o los lloros del bebé. Una vez pasado todo esto, los problemas del sueño deben de desaparecer. Si no es así, acuda a una unidad del sueño.

Cuando llega la menopausia, también el sueño suele hacerse menos profundo y aumentan los despertares nocturno, de los que ya he hablado más arriba. Los problemas con

el sueño pueden llegar incluso varios años antes de la llegada de la menopausia. Y en los años posteriores a la llegada
de la misma, el sueño puede seguir haciéndose todavía más
ligero y fragmentado.

CUARTA PARTE

Los sueños
como terapia personal

Cada noche, lo recordemos o no, soñamos. Y cada noche, los sueños pueden ser usados en beneficio propio mediante varias técnicas. El objetivo, conseguir que nuestras experiencias oníricas nos hagan ser más felices.

Ya he dicho al comienzo del libro que aún no se sabe exactamente qué eso que tenemos todas las noches: los sueños. Pero en cambio sí sabemos que podemos usarlos en beneficio propio. ¿Cómo? El primer paso es ser conscientes de que en cada sueño, como si se tratara de una película, nosotros mismos somos el director, el guionista, el protagonista y todos los extras. Es decir, que somos los responsables totales de nuestros sueños, y de alguna manera todo lo que hay en ellos forma parte de nosotros. Con esto bien asumido, habremos dado el primer paso para empezar a aprovecharnos de las visiones oníricas. El segundo paso es recordar los sueños.

Hay varias formas para mejorar la capacidad de recordarlos aunque, como ocurre tan a menudo, los métodos más sencillos suelen ser los mejores. En este caso, repetir mentalmente antes de dormirnos que queremos recordar los sueños que hayamos tenido por la noche, suele ser lo más efectivo. La lectura de un libro sobre los sueños es además un condicionante extraordinario para conseguirlo. Una vez que hayamos conseguido recordar al menos un sueño de cada noche, deberemos comenzar a escribir un diario de sueños, donde anotaremos cada uno de ellos nada más despertarnos, de la manera más completa posible. Lo mejor es hacerlo en primera persona y en presente, como si los viviéramos de nuevo. Los escribiremos antes de levantarnos de la cama, evitando que se deje para «más tarde».

Tan importante como anotar el sueño es escribir las sensaciones que tenemos a la hora de recordar cada parte del mismo. Los recuerdos de los sueños son efímeros, por lo que hacer un diario nos servirá para conocer nuestra vida onírica, que de otra manera nos sería casi desconocida. Algo que es una pena, pues pasamos como media un tercio de nuestras vidas durmiendo.

Este acercamiento a los propios sueños nos servirá para que nosotros mismos seamos quienes los estudiemos e interpretemos. Pero cuando hablamos de interpretación, no nos referimos a los llamados diccionarios de sueños. Realmente existen símbolos que son comunes a comunidades, grupos o que incluso se han convertido en universales, pero cada uno de nosotros poseemos una simbología propia que hemos formado mediante imágenes y conceptos de experiencias individuales e intransferibles, de nuestras percepciones subjetivas y educación. De esta manera, nosotros mismos, con algunos conocimientos básicos y algo de paciencia, seremos quienes mejor podemos entender los propios sueños.

También podrá ser otra persona quien nos ayude a entender las visiones oníricas, pero en lugar de interpretar, su función debe ir más encaminada a dar las claves para que seamos nosotros quienes lo hagamos. A este método se le conoce como interpelación del sueño, y fue introducido por la psicóloga Gayle M. V. Delaney, autora de El mensaje de los sueños, y de la que ya he hablado antes. Su trabajo se basó en crear una técnica que sirviese para minimizar la intrusión de los sesgos del intérprete y aumentar la importancia del soñador en el reconocimiento del significado de su creación onírica. Según ella misma escribe, «este proceso genera asociaciones relevantes y vinculaciones intuitivas, hasta que los elementos del sueño encajan en el lugar que les corresponde y el soñador se da cuenta del significado de su producción».

Delaney propone para la interpelación una técnica curiosa pero eficaz. Dice que cuando analicemos un sueño, debemos actuar como si fuéramos un extraterrestre que no conoce nada sobre este mundo. Así, si en nuestro sueño aparece Woody Allen, en lugar de continuar recordando, lo que debemos hacer es preguntarnos: ¿Quién es Woody Allen? ¿Qué representa para mí? De esta manera nos sorprenderemos de muchas cosas de nuestros sueños (y por lo tanto, de nosotros mismos), y podremos llegar a comprender el mensaje que representamos en ellos. Si integramos las vivencias oníricas a la propia persona, nos será muy fácil conocer mejor nuestros deseos, miedos y problemas, y con ello mejorar la estabilidad emocional.

Como hemos dicho antes, los sueños los creamos nosotros mismos. Sin embargo, en esta creación que se sucede noche tras noche el consciente no tiene mucha autoridad... a no ser que provoquemos los sueños a voluntad, eso es, que soñemos lo que queramos. Y esto se consigue, o al menos se potencia, mediante lo que se conoce como incubación de sueños.

Para incubar un sueño simplemente hay que pensar al acostarse qué es lo que se quiere soñar. Así de fácil, y normalmente muy eficaz. Si durante el día ha habido un objeto que no recordamos dónde hemos dejado, podemos autosugestionarnos para soñar el momento en el que vimos ese objeto por última vez. También podemos incubar un sueño en el que seamos capaces de volar. Es una sensación maravillosa; no en vano, se trata de una de las incubaciones más frecuentes, por encima de los encuentros eróticos.

Una cosa a favor de los sueños incubados es que suelen ser más fáciles de recordar por la mañana que los no incubados. Así que la incubación misma nos será beneficiosa en tanto que nos servirá para aumentar los recuerdos oníricos, así como para tener un mayor control de lo que nos ocurre durante la noche.

Muchos sueños, incubados o no, han sido verdaderamente importantes a nivel histórico y cultural. Por ejemplo, la Divina comedia fue inspirada a Dante en un sueño, lo mismo que el argumento de Doctor Jekill & Mister Hyde, de Robert Louis Stevenson. Frankenstein también nació en un sueño de su creadora, Mary Shelley. En lo científico tenemos ejemplos abundantes, pero citaremos solo alguno de ellos. Quizás el caso más conocido sea el del físico danés Niels Bohr, a quien un sueño ayudó a descubrir la estructura del átomo en 1913. También popular es un sueño del alemán Friedrich August Kekulé, que descubrió la estructura en anillo del benceno gracias a las imágenes oníricas. Y la tabla periódica fue también concebida después de un ensueño de su creador, Dimitri Mendeléiev. En definitiva, la cantidad de sueños relevantes en la historia, desde los tiempos bíblicos, es abrumadora, y pueden encontrarse en gran cantidad de libros.

La cantante francesa Marie-Paul Belle plasmó de una manera muy bonita esta capacidad creativa de nuestras imágenes oníricas cuando dijo que «el sueño es el momento en el que el sabio y el loco que están dentro de nosotros se cuentan sus secretos».

Pero además de usar los sueños para ayudarnos resolver dudas o problemas que se nos resisten en estado de vigilia, podemos hacer más cosas con ellos. Sabemos que en ellos se manifiesta el inconsciente. Pero la conciencia puede hacer acto de presencia, consiguiendo la lucidez del sueño.

Un sueño lúcido es aquel en el que somos conscientes (mientras lo tenemos) de que estamos realmente en la cama, durmiendo, y no viviendo físicamente las situaciones que estamos experimentando. El término de sueño lúcido fue introducido por el psicoterapeuta holandés Frederic van Eeden en 1897. Aunque conseguir tener este tipo de experiencias oníricas no es fácil, hay varios trucos que, a base de práctica y mucha constancia, pueden acabar dándonos resultados muy positivos:

- Pensar en algo con lo que solamos soñar, por ejemplo, en un objeto concreto que veamos en muchos sueños, y decirnos: «Cuando vea tal cosa significará que estaré soñando». Lo mismo puede hacerse con un sueño que se repita a menudo; en este caso, nos concienciaremos que la próxima vez que esté sucediendo tal cosa, estaremos soñando.

- Acostumbrarnos a preguntarnos varias veces a lo largo del día si estamos despiertos o soñando. Si la pregunta se hace habitual, quizás también nos la hagamos en un sueño y al intentar responderla nos demos cuenta de que realmente estamos durmiendo.

- También podemos interrumpir ocasionalmente los primeros sueños de la noche, por ejemplo, poniendo el despertador media hora después de echarnos a la cama. En ese estado de duerme vela o sueño ligero, no será difícil recordar qué estábamos «pensando» momentos antes. Con la práctica, este hábito puede prolongarse al sueño profundo y, si conseguimos no despertarnos, lograr la lucidez del sueño.

- Intentar permanecer conscientes en el transcurso de la vigilia al sueño, pues es un momento estupendo para conseguir un sueño lúcido.

Tan importante como aprender a conseguir sueños lúcidos es aprender a prolongarlos, pues cuando se produce la lucidez del sueño, el choque psicológico puede ser tan fuerte como para hacernos perder al instante esa lucidez conseguida, o despertar de inmediato.

Como vemos, las posibilidades que nos ofrecen nuestros sueños son enormes. Aquí hemos visto por encima algunas de ellas. Pero lo más importante es que no nos olvidemos de los sueños que tenemos, que les saquemos partido, ya que forman parte de nuestra vida. Conocerlos nos ayudará a conocernos y entendernos mejor como personas y repercutirá positivamente en nuestro crecimiento personal. No podemos dejar de participar en la vida onírica, porque es únicamente nuestra y de nosotros depende sacarle el máximo provecho.

Consejos para para recordar los sueños

Quizás tuviera razón Platón cuando dijo: «Al hombre, en verdad, solo se le conoce por sus sueños». Pero para trabajar tus sueños y conocer mejor tu mundo onírico y con ello aumentar tu crecimiento personal, es imprescindible recordarlos. Algunas personas tienen más facilidad que otras para hacerlo. Hay quienes incluso aseguran no soñar nunca. Pero eso no es así. En realidad sueñan, pero no lo recuerdan. Para acostumbrarte a recordar los sueños, hay algunas cosas que puedes hacer.

- Cuando te acuestes, repítete mentalmente: «Cuando me despierte, recordaré los sueños que he tenido por la noche».
- Si te acuestas y te levantas siempre a la misma hora, adelanta o, si puedes, atrasa el despertador media hora, ya que quizás tus ciclos del sueño sean demasiado regulares.
- Lee algún libro sobre el sueño y los sueños. Este tipo de lectura te servirá de condicionante para recordarlos más a menudo, lo mismo que la realización de un diario de sueños.
- Existe una técnica llamada signo-señal. Para practicarla, adquiere la costumbre de colocar un vaso de agua en

la mesilla, y al acostarte bebe medio vaso, pensando que recordarás tus sueños por la mañana. Al despertar, bebe la otra mitad. Así se crea una asociación refleja que te facilitará recordar tus sueños.

- Cuando por la mañana empieces a tener recuerdos de un sueño, no hagas movimientos bruscos con el cuerpo, y menos con la cabeza, pues de lo contrario las reminiscencias oníricas se irán diluyendo.

- Haz un diario de sueños. El hecho de hacerlo te condicionará a acordarte de manera más natural de tus sueños.

El autor

Dani Olivert Salgado es un apasionado del mundo del sueño y de los sueños. Ha devorado cientos de libros sobre el tema y ha entrevistado a numerosos investigadores del sueño, tanto de la corriente científica como de la paranormal.

Es autor de *Sueños, una ventana a lo paranormal*, publicado por Ushuaia Ediciones.

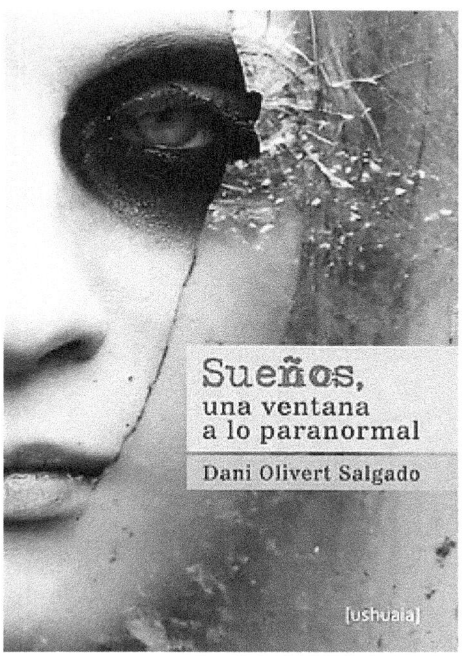

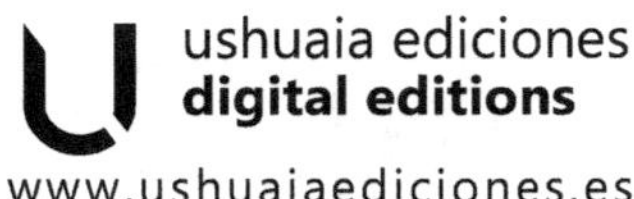
ushuaia ediciones
digital editions
www.ushuaiaediciones.es